RODRIGO PAIV

GW01157823

AS VERDADES QUE VOCÊ PRECISA SABER

Um guia completo sobre nutrição e atividade física

2ª Edição

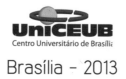

UniCEUB
Centro Universitário de Brasília

Brasília - 2013

REITORIA

Reitor
Getúlio Américo Moreira Lopes

Vice-Reitor
Edevaldo Alves da Silva

Pró-Reitora Acadêmica
Presidente do Conselho Editorial
Elizabeth Lopes Manzur

Pró-Reitor Administrativo-Financeiro
Edson Elias Alves da Silva

Secretário-Geral
Maurício de Sousa Neves Filho

DIRETORIA

Diretor Acadêmico
Carlos Alberto da Cruz

Diretor Administrativo-Financeiro
Geraldo Rabelo

Organização
Biblioteca Reitor João Herculino

Centro Universitário de Brasília – UniCEUB
SEPN 707/709 Campus do CEUB
Tel. 3966-1335 / 3966-1336

Capa
Agência Duo Brasil

Projeto Gráfico e Impressão
Renovacio Criação

Diagramação
Roosevelt S. de Castro

1ª Edição - 2012
2ª Edição - 2013

Lopes, Rodrigo Paiva.
    As Verdades que Você Precisa Saber/ Rodrigo Paiva Lopes. –
Brasília: Uniceub, 2011.

    176p. : il.

    ISBN : 978-85-61990-08-4

1. Hiponutrição. 2. Dieta. 3. Alimentação e saúde. I. Lopes, Rodrigo Paiva.

CDU 613.24

Ficha catalográfica elaborada pela Biblioteca Reitor João Herculino

Cada vez mais, recebemos informações sobre nutrição e atividade física. Será que todos conseguem entender, perfeitamente, as mensagens que recebem? Acredito que não. Existem várias informações distorcidas, que muitas vezes, confundem mais que esclarecem.

Neste livro, o nutricionista e preparador físico Rodrigo Paiva apresenta esses temas de uma maneira bem-humorada sem perder o foco no conhecimento científico. O livro não é científico, nem era essa a intenção do autor quando iniciou seu trabalho. Com base na sua formação profisisonal e na experiência do consultório e academia, a proposta é permitir ao leitor uma maneira diferente de olhar para dentro do seu corpo, entendendo desde o que envolve a vontade de comer, o exercício físico até o processo de absorção e aproveitamento dos nutrientes contidos nos alimentos. Tudo isso, tem como consequência, a melhora da sua saúde.

Ao longo da leitura, algumas frases vão surgir à sua mente cada vez que se deparar com situações descritas pelo autor. Um exemplo ótimo e inesquecível é a relação entre a absorção dos nutrientes após uma refeição e as filas nos caixas do supermercado. Ou seja, o fato científico é apresentado com imaginação e criatividade para fixar melhor o conhecimento.

Emagrecer, como sinônimo de saúde, não é fácil! Mas, sua única alternativa e aliada, nesse processo, é a força de vontade. E para isso, você tem que merecer.

Portanto, convido você a descobrir esse novo olhar que o autor apresenta. É uma leitura leve e muito prazerosa.

Carla Tavares de Moraes Sarmento
Mestre em Nutrição

AGRADECIMENTOS

Nesse cotidiano em que estamos sempre atarefados, muitas vezes não temos tempo e ocasiões para falar o quanto algumas pessoas são importantes na nossa vida. Agora, com essa chance, queria deixar que essas pessoas soubessem o quão fundamentais são. Mãe e pai, do jeito de vocês, dão apoio à todas atitudes e são meu porto seguro. Carol, minha linda esposa, que sempre com seu carinho me deixa ver como a vida é fantástica! Meus tios e primos, que graças a Deus são tantos que nem dá para citar os nomes, pois ocuparia mais do que essa página. Mas, em especial, Tia Beth, por ter se envolvido tanto com o desenvolvimento dessa obra, e Tia Sandra, que contribuiu com exemplos de vida e foi a primeira a ler e incentivar a continuação desse projeto. Assim como todas as pessoas que leram, bem no início, e deram ideias fantásticas para o fechamento desse projeto: Stela Regina, Prof. Carla, Juliana, minha irmã Daniela, Maurício, Marco, Flávia, Tetê... E aos operacionais Íris e Roosevelt! Muito obrigado é pouco para todos vocês!

As verdades que ninguém gostaria de saber

A primeira verdade é: só depende de você! Da força de vontade, de querer mudar, de desejar ser cada dia um pouco mais feliz. Não culpe ninguém. Se alguém já conseguiu, por que você não pode conseguir também? Tudo é possível quando realmente se quer!

Se estivermos falando de emagrecer ou mudar os hábitos alimentares para ganhar mais saúde, depende somente de você e nunca da dieta. Todas as que conheço, se forem seguidas, fazem com que percamos peso.

Embora nossa vida seja repleta de regras, o corpo não funciona assim. A única regra para nosso organismo é manter a vida. O coração batendo, o cérebro pensando e nossos sonhos sendo perseguidos dia a dia, pois quem não os tem, é um sério candidato à depressão. Vejo diariamente nos locais onde frequento, em meus pacientes e na minha vida pessoal, um exagero de regras com relação ao corpo. A primeira e mais básica para a sociedade é: qual o seu peso? A ciência estipulou um peso ideal e a sociedade impôs outro com base nos padrões de beleza. Se você medir 170 cm, for homem e tiver entre dezoito e sessenta e cinco anos, deverá pesar entre sessenta e setenta e dois quilos. Que regra é essa? Por que você deverá ter este peso? Se a pessoa pesar setenta e oito quilos, a saúde estiver boa, a pressão, ótima, não sentir dor nos joelhos ou nas costas por causa do pouco excesso de peso; não se envergonhar do corpo, não deixar de tirar a camisa quando quiser, pergunto: precisa emagrecer? Só para estar nos padrões ou para falar que está no peso correto para a estatura?

O primeiro passo para quem deseja alcançar qualquer objetivo em relação ao corpo é se perguntar: por quê? Diminuir o colesterol, pressão ou glicose, ficar em forma para curtir o verão, vestir uma roupa que deseja, melhorar a autoestima e a autoconfiança são os motivos e objetivos mais comuns para quem quer emagrecer.

O grande problema em emagrecer é que o corpo entende que o processo de perder peso é perigoso para a vida. É fácil entender, se lembrarmos que hoje somos, aproximadamente, a 900ª geração de seres humanos no planeta e que, até seis gerações atrás, havia falta de comida no mundo. Muitos, realmente, morriam de fome até o século XVI. Por essa razão histórica, somos selecionados naturalmente a engordar. Perder peso para nosso corpo significa risco de morte. Na época das cavernas, não havia geladeira para conservar o animal morto na caça. Isso os obrigava a comer o máximo possível, o que levava à diminuição do metabolismo até a próxima busca por comida. Fato que nos proporcionou, atualmente, um estômago maior do que precisamos.

Não é a dieta da sopa ou da lua cheia ou um simples remédio inibidor de apetite que resolverá o problema do dia para a noite. "Preciso emagrecer urgente". Já ouviu isso em algum lugar? Para nosso corpo, é um inverno sem alimento que está por vir. Portanto, após a época da falta de comida (dieta), vamos refazer nosso estoque e engordarmos tudo outra vez. Também tenho certeza de que já viu isso, pois 98,7% das pessoas que emagrecem cinco quilos voltam a reencontrá-los dois anos após. Efeito sanfona! Quem quiser emagrecer tem que fazer por onde. Tem que merecer. Vibrar com cada mudança no corpo e na alimentação! E perceber que isso tudo vale a pena! Deixar de comer o quanto quer e se impulsionar para a atividade física para ganhar uma nova saúde e um novo corpo.

A missão deste livro é fazer com que você compreenda de uma maneira fácil o pensamento do corpo com relação à atividade física, alimentação e dietas. Sem modismos ou preocupação em descobrir um milagre para o sucesso. Aliás, se está lendo este livro esperando um milagre ou uma solução fácil, esqueça. Não há! Arrisco-me a falar que não existirá, pois nosso corpo dá um jeito em tudo que precisa. Ele é fascinantemente inteligente! Remédios, dietas radicais, combinações alimentares, chás, "choquinhos", aparelhos de atividade física modernos e diferentes, não são soluções definitivas. Você já deve ter percebido isso em você mesmo ou em alguém. O grande segredo do sucesso está na mente humana, em querer e poder!

Uma cliente veio ao consultório porque se sentia um pouco tonta, trêmula, fraca. Conseguia correr somente quinze minutos sem parar. Foram diagnosticados níveis baixos de glicose no sangue, hipoglicemia leve. Fizemos um plano para mudarmos um pouco seus hábitos alimentares. Após duas semanas, ela voltou e falava que estava tudo ótimo. Mais bem disposta, sem tonturas ou tremores e já conseguia correr quarenta e cinco minutos facilmente. No final do seu retorno, perguntou-me sobre um comprimido milagroso que uma amiga estava usando por indicação do médico. Então, conversamos sobre isso e por que muitos passam alguma fórmula mágica sem sentido algum. Fiz com que ela imaginasse, que no nosso primeiro encontro, eu tivesse passado a mesma alimentação e também prescrito um comprimido. Esse medicamento, além de caro (pois os baratos dão a sensação que têm menos efeito), teria que ser ingerido em jejum pela manhã e só poderia ser manipulado em um determinado local. O que ela iria falar no seu retorno? "Mas que comprimido ótimo, doutor. Estou me sentindo muito bem. Já falei com muitos amigos que esse comprimido dá muita energia e até estou conseguindo correr muito mais." Esse remédio tiraria todo o mérito da força de vontade e da simples mudança de hábito alimentar.

O ser humano tem necessidade de acreditar em algo místico. Algo que não enxergamos. Na alimentação e na atividade física, existe isso. Com a tecnologia atual conseguimos medir o metabolismo, controlar hormônios e outras variáveis que influenciam no processo de emagrecimento e saúde. Portanto, não ponha a culpa em influências mirabolantes para explicar o insucesso. Todos os recursos externos que puder pensar que são bons, como comprimidos, alimentos, receitas milagrosas, aparelhos e métodos inovadores, não são duradouros e também não contribuem com 1% do seu sucesso. Mentalmente, como efeito placebo, é motivador às vezes... Mas, para o corpo, o eficiente é o simples. Para ter qualquer resultado, disciplina é necessário. Quando vir, na capa de uma revista, que uma atriz perdeu muito peso e conseguiu ótimos resultados com um determinado tipo de dieta, saiba que tudo é determinação e não milagre de um novo método. Aliás, os dos outros são sempre melhores que os que estamos usando. Pense nisso, não acredite em nada que possa lhe dar retorno sem o mínimo esforço.

Entrei na faculdade, curioso por saber como o músculo se contraía e saí com muitas outra dúvidas, pois grande parte das questões do organismo humano ainda não foi resolvida. Quem nunca se perguntou por que muitos comem bastante e não engordam e outros, mesmo com pouca comida, têm a tendência de ganhar peso?

Sempre haverá pesquisas e muitas delas não acharão resultado ou explicação nenhuma. A máquina que estamos ocupando para viver tem ainda muitos mistérios científicos e espirituais a serem resolvidos, embora eu acredite que alguns nunca serão. Mas, graças à ciência, muitas respostas e curas já foram encontradas. Gostaria enormemente de passá-las, de uma maneira prazerosa e descomplicada, para quem não teve a oportunidade de estudar especificamente sobre esses assuntos. Mas, leia com atenção para compreender. Tudo é muito lógico no nosso corpo!

Outra motivação para criar este livro é refletir sobre a enorme quantidade de informações que circulam pela mídia, academias e bate papo entre amigos, com objetivos somente de marketing. Informações sem fundamentação científica e sem sentido sobre nosso organismo. Se você tiver paciência, enumere quantas vezes, no último mês, nutrição e atividade física foram assuntos em programas de televisão ou revistas. Receitas, remédios, aparelhos e métodos diferentes e revolucionários. Isso vende!!! Daí surgem incontáveis mitos e inverdades. Se você for deste planeta, já deverá ter se deparado com algumas destas questões: Nosso corpo só começa a gastar gordura depois de trinta minutos de atividades física? Carboidrato, à noite, engorda? Qual atividade queima mais calorias? Quantas dietas diferentes você conhece? Ovo, alho, café, aveia fazem bem ou mal? No final do livro você encontrará resposta para essas e outras questões.

Um pouco da história do autor

Quando criança e adolescente, era muito gordinho e enfrentava todas as consequências disso: brincadeiras que me deixavam magoado e tudo mais. Não podia comer isso porque engordava, aquilo então... Nem pensar! Mas, quando comia... Sai de baixo. Arrasava! E pior, fui criado com um primo que comia o triplo do que eu e não engordava. Não era devido à atividade física. Sempre brincávamos o dia inteiro e praticávamos todos os esportes. Isso já me deixava uma pulga atrás da orelha. Por que somos diferentes? Será que tenho algum problema e irei enfrentar uma luta com meu corpo pelo resto da vida?

Na idade do início da paquera, em torno dos quatorze anos, tomei a decisão firme de emagrecer. Antes disso, algumas tentativas, por pequenos períodos de uma semana, já haviam sido feitas sem grande sucesso, gerando cada vez mais frustração.

Estava em um sítio numa época de extremo calor, e todos os colegas, inclusive minha paquera, estavam nadando. Já imaginaram? Eu? Tirar a camisa? Nem pensar! Tinha vergonha do meu corpo. O que ela iria pensar de mim? Quando me deparei, estava ao lado de um prato de salgados e não fazia ideia de quantos tinha comido; olhava com inveja os amigos que nadavam. Naquele momento, jurei que até o carnaval estaria magro. Ao sentir que vale mais a pena tirar a camisa e receber elogios do que ter alguns minutos de prazer ou desespero enquanto se come e muitos de arrependimento depois, emagreci bruscamente. Com medo de voltar a engordar e passar por todos os problemas novamente, mantive-me magro com sacrifício até entrar nas faculdades, onde tudo começou a mudar.

Este livro é uma mistura de relatos, sentimentos que enfrentei e de fatos científicos incontestáveis. Às vezes, tão óbvios que não queremos acreditar que são verdades.

Sou graduado em Nutrição e Educação Física e pós-graduado em Fisiologia. Mas, principalmente, amante e estudioso da mais perfeita máquina existente no mundo: o corpo humano. E não esqueça, ela dá um jeito em tudo. Sempre no sentido de preservar a vida. Até hoje, apesar de muitas pesquisas serem feitas para se chegar à resposta de como o corpo faz e por que ele faz, ainda há muitas dúvidas acerca das reações metabólicas e bioquímicas que ocorrem durante toda a vida.

Para se ter ideia, existe polêmica para responder a uma simples pergunta: por que o corpo envelhece?

Nas próximas sete páginas, você encontrará algumas explicações sobre o que acontece com o nosso corpo quando comemos ou bebemos. Essa temática será abordada durante todo o livro, assim como as situações corriqueiras com explicações claras sobre os processos de emagrecimento, perda de gordura, alimentação, ganho de massa muscular e condicionamento físico, que ocorrem no nosso dia a dia.

1
ENERGIA

De onde vem a energia para vivermos? Todos sabem responder... do alimento, é claro.

A gasolina do carro provoca uma pequena explosão, empurra o pistão que provoca um movimento rotacional que passa para a roda. Sem muito conhecimento, muitos sabem disso. E o alimento? Como uma coisa gostosa faz o coração bater? Literalmente, é por causa da energia da comida que conseguimos piscar os olhos. Em quantidades certas, ela nos mantém vivos. Em dosagens erradas, tira-nos a felicidade e a vida. A gasolina explode. E o alimento, explode? Agora convenhamos, comer é muito melhor que ir a um posto de gasolina ou ficar ligado a uma tomada, como um celular, para nos carregar. Assim como no filme "De Volta para o Futuro", já pensou colocarmos lixo ou comida no tanque de combustível do carro para ele andar? Parece uma comparação inútil, mas já é um grande início para conseguir fazer a relação entre comer e viver. Nosso corpo é extremamente evoluído!

Você irá encontrar, inúmeras vezes, as palavras caloria e energia. Elas são sinônimas! Não esqueça: significam a mesma coisa. Se você quiser trocá-las, não haverá problema algum.

Os alimentos são compostos por três substâncias bastante conhecidas que geram energia: carboidrato, proteína e gordura. Alguns alimentos podem conter somente um ou outro nutriente, como por exemplo, o refrigerante, que contém somente carboidrato, ou a manteiga, que é constituída de gordura. Portanto, nosso corpo, assim como alguns carros novos, é tri-combustível. Ainda é capaz de fazer o incrível: transformar as substâncias de acordo com a necessidade do organismo.

A caloria dos alimentos vem dessas três substâncias chamadas de macronutrientes e somente eles nos fazem engordar ou somente eles têm caloria. As vitaminas, portanto, não engordam!

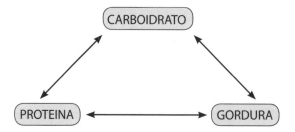

1 grama de carboidrato fornece, aproximadamente, 4 Kcal

1 grama de proteína, aproximadamente, 4 kcal

1 grama de gordura, aproximadamente, 9 kcal

    por felicidade ou não, nosso corpo também consegue tirar energia do álcool:

1 grama de álcool equivale a 7 kcal.

Quando nos referirmos a queimar ou gastar, falaremos sobre consumir as calorias fornecidas pelos carboidratos do fígado e dos músculos principalmente, pelas gorduras abaixo da pele e nos músculos e pelas proteínas dos órgãos e tecidos. Simplesmente, quando queimamos, diminuimos o estoque corporal desses três nutrientes e, como consequência, perdemos peso.

Ao gastarmos o estoque de gordura, certamente, emagreceremos. E, ao contrário do pensamento popular, nós gastamos gordura o tempo todo!

1.1 Decifrando a tabela de calorias e nutricional dos alimentos

Muitos alimentos comprados por nós trazem na embalagem sua composição. É aquela famosa tabela que todos olham para ver quantas calorias vamos ingerir e ficar, na maioria das vezes, com peso na consciência. Para interpretarmos melhor a tabela é legal tomarmos alguns cuidados:

Conferir se a quantidade de calorias descrita na tabela corresponde à quantia em gramas ou litros que vamos ingerir: olhe sempre o tamanho da porção especificada e se é, realmente, o que estamos comendo. Por exemplo: se a tabela for feita em 100g e vamos comer 25g, como numa barra de cereal, teremos que observar se olhamos a tabela correta para

Tabela de conversão da quantidade real que comemos, 25 gramas, e não 100g

100g	337,2 kcal
Carboidrato	68 g
Proteína	6,4 g
Gordura	4,4 g
Porção, 25 g	84,3 kcal
Carboidrato	17 g
Proteína	1,6 g
Gordura	1,1 g

*Barra de cereal

a quantidade que será ingerida, pois não iremos comer 100 gramas, e si
leite, por exemplo, traz a tabela em 200 ml. Se tomarmos 300 ml, teremos que
a correção. Alguns produtos mostram somente a composição em 100g do aliment
e outros indicam a da porção que será ingerida. Fique de olho.

Se somarmos a quantidade de nutrientes, veremos que ainda falta peso para atingir o total do alimento. É a água, na maioria, e um pouco de vitaminas e minerais não descritos, na embalagem, que completam a soma.

Para verificar se um alimento tem mais gordura, carboidrato ou proteína é necessário transformar o peso em calorias: multiplique a quantidade em gramas de carboidrato e proteína por quatro e a de gordura por nove. A soma desses resultados deve ser igual ou até 5 kcal diferente do valor calórico fornecido pela tabela. Exemplo:

Tabela da quantidade em gramas dos nutrientes

Porção, 1 colher = 45 gramas	54,8 kcal
Carboidrato	11,6 g
Proteína	1,2 g
Gordura	0,4 g
Fibras	1,2 g
Vitaminas e minerais	0,3 g

* Arroz integral: 1 colher possui 45 gramas de arroz. Destes, 30,3 gramas são água.

O pão francês possui suas calorias divididas em 114,8 kcal em carboidratos, 18,4 kcal em proteínas e 0,9 kcal em gorduras. Portanto, o pão tem menos de 1% da sua constituição em gordura.

Tabela quantidade calorias

50 g pão francês	134 kcal
Carboidrato	28,7 g x 4 = 114,8 kcal
Proteína	4,6 g x 4 = 18,4 kcal
Gordura	0,1 g x 9 = 0,9 kcal
Fibras	0,1 g
Vitaminas e minerais	0,3 g

Vale a pena usar esse recurso, principalmente, para verificar a quantidade de gordura dos alimentos, pois, muitas vezes, equívocos podem ocorrer. Alguns alimentos, especialmente os que têm aspecto sequinho, como biscoito de polvilho, possuem mais gorduras do que pensamos.

Primeira dica para quem quer emagrecer: multiplique o valor da quantidade (em gramas) de gorduras do alimento por nove, para converter peso em calorias. Se o resultado encontrado for um valor acima de trinta e seis, tome cuidado. Há uma grande chance de acumular gorduras no corpo com esse alimento e, consequentemente, engordar.

...umano

...exo caminho no organismo humano até aproveitarmos a
... Quando comemos, há pela frente vários processos até o
...o em trabalho que faz todo o corpo funcionar. Alimentan-
...exageradamente, o excesso de calorias ingeridas ficará armazenado no nosso
corpo de diversas formas, como a gordura no abdômen ou em qualquer outro
local, esperando para ser usada em caso de necessidade. Ou seja, parte do que
comemos fornece energia imediata e parte fica armazenada. Se colocarmos mais
combustível em um automóvel do que seu tanque é capaz de suportar, consequentemente, o execesso transbordará. No nosso corpo não acontece isso: se exagerarmos e colocarmos mais gasolina do que precisa, ela ficará armazenada no
reservatório da "barriguinha". É difícil, mas, se você conseguir enxergar a comida
e as refeições como a hora de um prazeroso reabastecimento, irá viver com muito
mais satisfação!

Nosso trato gastrintestinal é, literalmente, um tubo ou uma mangueira
atravessada no nosso corpo. Imaginem se soltarmos, engolirmos, uma bola
de gude no início do tubo, ela terá que ir até embaixo, sair nas fezes. Também
podemos imaginar a estrutura do sistema intestinal como uma serpentina que
passa dentro de um reservatório, como um barril. Dependendo do tamanho
do indivíduo, essa mangueira pode chegar a medir até seis metros. Ela tem
início na boca e vai até o ânus, passando pelo esôfago, estômago e intestino.
Lembre-se de que o que passa dentro da serpentina não tem comunicação com
o reservatório, porém, no corpo humano, é um pouco diferente.

Quando comemos e mastigamos, iniciamos um processo que visa a reduzir o tamanho do alimento, para transformá-lo em partes cada vez menores. Chegando ao estômago e, posteriormente, ao intestino, ainda continua a
diminuir até formar partes microscópicas e diluídas em água. As partículas
minúsculas são carboidratos, proteínas e gorduras. Desse tamanho, o alimento
passa através do tubo para o interior do corpo (barril). E o primeiro local de
contato com o interior do corpo é o sangue. Esse essencial e trabalhoso processo é a digestão. Vamos compreendê-la melhor com a análise de cada nutriente:
gorduras, proteínas e carboidratos. Resumindo: a digestão é um complexo processo de desdobramento, diminuição do alimento com o objetivo de que cada
nutriente seja preparado para ser absorvido. Acontece, então, uma quebra do

alimento até que ele atinja partes com tamanhos microscópicos, que proporcionam a absorção: passagem do nutriente através da barreira intestinal para a corrente sanguínea. Se o alimento não for digerido, a absorção não acontecerá. Esse processo tem início na boca e vai até o final do intestino com o auxílio de outros órgãos: fígado, com a secreção da bílis, e o pâncreas com as enzimas que quebram os alimentos e os deixam, cada vez, em partes menores. Mastigar bem facilita a digestão, a absorção e aumenta a sensação de saciedade, mas não implica perda de peso. Se você comer uma determinada quantidade, seja rápido ou devagar, não fará diferença na balança!

O processo de absorção demora um bom tempo e depende do tipo do alimento:

- Os gordurosos são os mais lentos (feijoada demora a sair do estômago, por isso, ficamos "cheios" quase o dia inteiro).
- Os líquidos são mais rápidos que os sólidos. Se tomarmos uma sopa, provavelmente, a fome virá mais depressa, após poucas horas.
- Os alimentos com fibras retardam a absorção, o que nos sacia por mais tempo.

Curiosidade: quando bebemos água e temos vontade imediata de urinar, não é a que entrou que está prestes a sair, e sim um reflexo do líquido que passa pelo esôfago e gera uma reação imediata de contração da bexiga, despertando a vontade, quase inadiável, de urinar. O líquido que urinamos já foi absorvido no tubo, deu uma volta por todo o corpo e foi para a bexiga. Isso demora alguns bons minutos! Alimentos sólidos, quando alcançam o estômago, também produzem reflexos. Esses, por sua vez, são chamados gastrocólicos. Podemos traduzi-los com efeitos simultâneos. A entrada do alimento pela boca provoca a dilatação do estômago e, ao mesmo tempo, movimentos no intestino grosso, no final do tubo, o que causa a vontade de defecar. Este é mais difícil de ser percebido do que com líquidos e urina. Lembre-se de que a comida que chegou ao estômago, pela distância, pode demorar muitas horas até alcançar o intestino grosso e sair pelas fezes.

Os alimentos gordurosos, como frituras ou queijos; os ricos em fibras, como pão integral, aveia ou arroz integral; ou os produtos derivados do leite podem gerar enjoos ou desconfortos abdominais se consumidos trinta minutos antes do início da atividade física.

Você pode comer e, logo em seguida, ter vontade de ir ao banheiro. Mas lembre-se de que, assim como a urina, não é a comida que acabou de entrar que vai sair. Na realidade, ela provocou, na chegada ao estômago, a saída das fezes no final do intestino, por uma simples reação, assim como, a perna do paciente levanta, mesmo sem querer, quando o médico bate o martelo no joelho. No mínimo, 6 horas são necessárias para eliminarmos pelo ânus, parte final do tubo, o alimento que acabamos de ingerir.

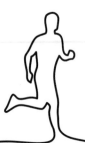

O QUANTO você come é sempre mais importante do que O QUE você come.

2

DIGESTÃO, ABSORÇÃO E GORDURAS

A molécula de gordura é a maior dentre todos os nutrientes. Por isso, elas demoram mais a serem digeridas e absorvidas. Na prática, percebemos isso quando almoçamos uma feijoada, por exemplo. Nos sentimos empanzinados e saciados por um bom tempo.

Quando comemos alimentos que contêm gordura, a maioria das moléculas atravessa o tubo e chega ao sangue com a ajuda da bílis. Algumas, por serem um pouco menores, como as do coco, do açaí e de outras fontes não animais, são absorvidas sem ajuda da bile e todo o processo acontece com maior rapidez. Pode ocorrer, ainda, de algumas nem atravessarem o tubo intestinal e, consequentemente, saírem nas fezes. Quanto mais lipídeos evacuarmos, mais amareladas e menos densas tornam-se as fezes, que assim, tendem a boiar na água. Mas nem todas as fezes amarelas e pouco densas apresentam esse aspecto por esse motivo.

As gorduras, depois de digeridas e absorvidas, ultrapassam a barreira do intestino, chegam ao sangue e são transportadas por proteínas carregadoras, muito conhecidas atualmente. As duas mais famosas são: LDL - carrega bastante gordura, suja e entope as veias e artérias - e HDL - colesterol bom, que carrega pouca gordura e consegue limpar o sangue; é o lixeiro do bem. Portanto, é melhor que o HDL esteja alto e o LDL baixo.

Uma das melhores indicações de dislipidemia, gorduras no sangue, é a relação entre colesterol total e HDL. Divida o primeiro pelo segundo. Se o resultado for maior que 5, pode se preocupar. A coisa está feia! O legal seria encontrar um quociente entre 3 e 4,5. Aí sim, tudo bem!

5.62 - Upi!! A coisa ta fei e agora?

Exemplo: se o colesterol total for 200 e o HDL 50;

Faça a conta: 200/50 = 4.

É um bom valor. Agora imagine o colesterol total 200, e o HDL 35. Logo: 200/35 = 5,7. Essa é uma péssima situação para o sistema cardiovascular.

　　　Os alimentos que contêm gordura são basicamente os *de origem animal*, como carne, queijo, presunto, ovos, leite; também as frituras e os preparados, como bolo, pão de queijo e biscoitos. As gorduras animais são chamadas de saturadas e contêm o temido colesterol. As de origem vegetal não contêm colesterol, mas possuem o mesmo valor calórico. Um grama da gordura de uma picanha engorda o mesmo que um grama de óleo de soja. Portanto, quem quiser emagrecer não deverá usar muito azeite, mesmo sendo saudável, pois contém o ácido graxo poliinsaturado linolênico e o linoleico, popularmente conhecidos como ômega-3 e ômega-6.

Quadro

Alimento	% de gordura
Arroz	8
Aveia	19
Peito de frango	14
Peito de frango à milanesa	52
Banana	1
Biscoito água e sal	30
Pão francês	1
Batata cozida	1
Batata frita	45
Ovo cozido	63
Ovo frito	77
Presunto	77
Presunto de peru	7
Pão de queijo	66
Queijo minas	72
Ricota industrializada	64
Queijo cottage	36
Coxinha de frango	57
Pastel assado	49
Leite integral	51
Leite desnatado	3
Sorvete, creme	52

*Os valores referem-se à quantidade calórica, não em gramas. Os índices podem variar por regiões, marcas ou modo de preparo.

　　　Não é vantagem nenhuma ter na embalagem de azeites ou margarinas escrito 0% colesterol. Como são fontes vegetais, é impossível que contenham colesterol, pois ele sempre vem de alimentos de origem animal.

　　　Gorduras como a do azeite, peixe e linhaça têm a função de proteger contra a obstrução dos vasos sanguíneos, os processos inflamatórios e também elevam o HDL. São ótimas para a saúde do sistema cardiovascular.

　　　Abrindo espaço: a droga orlistatina, xenical, inibe 30% da absorção das gorduras dos alimentos. Consequentemente, a gordura vai até o final do tubo e sai pelo ânus e, como não chega ao sangue, não engorda. Então, se não comermos gordura e tomarmos esta droga, não eliminaremos gordura nenhuma. E lembre: perderemos somente 30% da absorção! Não é tão significativo para podermos esbanjar na comida!

Alguns tipos de alimentos também podem diminuir o colesterol. São os que contêm um tipo especial de fibra, por exemplo, aveia e feijão. O que acontece é que elas diminuem a absorção do colesterol no intestino. Com isso, ele sai mais nas fezes e chega menos ao sangue. A fibra não é absorvida, ou seja, não sai do tubo. Todos os efeitos que produz ocorrem dentro dele. Ela entra com os alimentos e sai com a evacuação carregando essas gorduras. Relembre, ela não vai até a corrente sanguínea e limpa as artérias conforme pensamos. Seria bom demais!

Como você vive no mundo moderno, certamente, já ouviu falar nos triglicérides. São moléculas de gordura e, quando aumentam a concentração no sangue, podem provocar, principalmente, trombose e entupimento das artérias do coração. Curiosamente, açúcares e alcoóis também contribuem para o aumento dos níveis de triglicérides. Assim, redobrem o cuidado com pães brancos, doces e cerveja. Triglicérides, lípides e gordura podem ser traduzidos da mesma forma.

As gorduras têm papel importante no nosso organismo: formação hormonal, divisão celular, estoque energético, termorregulação entre outras.

> Perceba sempre se está comendo muitos alimentos de origem animal na mesma refeição, já que eles têm mais calorias, colesterol e gordura do que os de origem vegetal. *Evite, em situações corriqueiras, ingerir de uma só vez dois bifes, ou carne e ovo, ou leite integral, queijo e presunto.*

3
DIGESTÃO, ABSORÇÃO E PROTEÍNAS

As proteínas são sequências gigantescas de aminoácidos. Pensem na proteína como um livro e nos aminoácidos como letras do alfabeto. Temos vinte e seis letras e conseguimos escrever qualquer livro e, com os vinte aminoácidos existentes, produzir qualquer proteína. Antes de chegarem ao sangue, as proteínas precisam ser quebradas. Isso consome, aproximadamente, 12% do valor calórico ingerido. É o maior dentre todos os nutrientes. Na prática, significa que 100 kcal de leite desnatado ou carne magra engordam menos que 100 kcal de pão ou biscoito. Engordaríamos menos se comêssemos só proteínas, mas, é inviável para a espécie humana viver somente com proteínas. Pois, além de precisarmos também de carboidratos e gorduras, é praticamente impossível encontrar algum alimento que contenha apenas proteínas.

Vamos desvendar um mito: se tomarmos colágeno em cápsula (proteína que é ingerida com a intenção de retardar o envelhecimento por firmar a pele) ele será quebrado e absorvido, o que não significa que vai ser formado novamente no organismo. Não funciona dessa maneira! Infelizmente é a realidade e é o que acontece. É como se quebrássemos um muro de tijolos e o reconstruíssemos com todos eles no mesmo lugar. O corpo sabe de quanto colágeno precisa, recebe os aminoácidos provenientes das proteínas dos alimentos e sintetiza qualquer outra proteína de acordo com a necessidade.

Existem oito aminoácidos essenciais que não são produzidos pelo nosso corpo. Para obtermo-los, devemos nos alimentar, diariamente, de produtos animais, como derivados do leite e carne ou de combinações de cereais com leguminosas, como arroz com feijão, por exemplo. É impossível escrever um livro sem

Procure comer uma fonte de proteína em toda refeição. Inclusive nos lanches. Faça uma força! Leve leite em pó, iogurtes, queijo e presunto de peru para o trabalho. Na lanchonete, peça uma vitamina de frutas com leite em vez de um salgado. Até o famoso misto quente pode ser um bom lanche. Você ficará com o metabolismo mais alto facilitando o emagrecimento e o ganho de massa muscular.

a letra A. Se não comermos boas proteínas que contenham todos os aminoácidos, poderemos ter dificuldade de ganho de massa muscular, diminuição da imunidade e da reparação dos tecidos, perda da qualidade da pele, cabelos, unhas e outros problemas.

Os alimentos com maior teor de proteína são os de origem animal, como carne, queijo, leite, iogurte... e também as leguminosas, representadas, principalmente, pela soja e feijão. Tome bastante cuidado com os primeiros, pois contêm muita gordura. Por exemplo: um bife de boi grelhado possui 67%

Quadro

Alimento	proteína, g
Arroz, 1 colher Grande	2,1 g
Aveia, 2 colheres de sopa	1,2 g
Peito de frango, 80g	14,2 g
Feijão, 1 concha média	6,3 g
Banana prata	0,3 g
Soja, 2 colheres de sopa	5,0 g
Pão francês	4,6 g
Batata cozida, 1 unidade média	1,4 g
Mandioca, 1 pedaço médio	0,9 g
Presunto de peru, 2 fatias	7 g
Pão de queijo, 1 unidade média	4 g
Queijo minas, 2 fatias	6 g
Salsicha, 1 unidade	7 g
Queijo cottage, 1 colher de sopa	8 g
Leite desnatado, 200 mL	7 g
Ovo cozido	7,2 g
Iogurte, 100 g	8 g

de gordura e 33% de proteínas. O leite integral, 51% de gordura e 24% de proteína. Os produtos animais *light* possuem mais proteínas em menos calorias: o leite desnatado possui 43% de proteína e 2% de gordura e o presunto de peru, 87% de proteína para 8% de gordura. Portanto, vale a pena consumir os animais *light* ou com baixo teor de gordura. Até mesmo crianças acima de cinco anos e adolescentes podem ingeri-los. É um engano acharmos que, quando comemos carne, ingerimos somente proteínas.

Proteínas são extremamente importantes para nosso organismo e sua falta pode causar prejuízos à saúde: perda muscular, diminuição do crescimento, renovação celular, disfunção de órgãos e tecidos entre outras coisas. O seu excesso sobrecarrega rins e fígado. Portanto, se você não tiver problemas de saúde, use uma simples maneira de saber se está ingerindo quantidade adequada de proteína: faça um relatório do que comeu durante o dia; some a quantidade de proteína dos alimentos da tabela; o resultado deve ser próximo do seu peso corporal, ou seja, um grama de proteína para cada quilo na balança.

4

DIGESTÃO, ABSORÇÃO E CARBOIDRATOS

Para entendermos os processos digestivos e absortivos dos carboidratos, devemos, antes, responder à questão: *qual a diferença entre carboidrato, açúcar e glicose?* Primeiramente, glicose e açúcar são alguns dos tipos de carboidratos; assim como a frutose, açúcar das frutas. Portanto, açúcar é carboidrato. Segundo, glicose é uma molécula. Açúcar é a união de duas moléculas de glicose. Carboidrato, como o amido, é união de diversas moléculas de glicose.

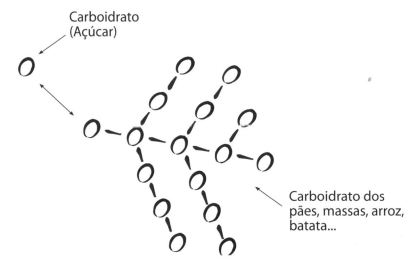

Carboidrato
(Açúcar)

Carboidrato dos
pães, massas, arroz,
batata...

A ilustração mostra a diferença básica entre açúcar, moléculas não ligadas entre si, e carboidrato complexo, moléculas de açúcar ligadas entre si. Os dois são carboidratos.

O carboidrato complexo precisa ser digerido para depois ser absorvido. Ou seja, precisa ser quebrado em moléculas menores para posteriormente atravessar a barreira intestinal. Grandes substâncias, como as da figura acima, não atravessam o tubo. Por isso, demoram mais a chegar ao sangue do que a glicose e o açúcar. Então, não faz diferença misturar alimentos como batata, arroz, macarrão? Não, não faz engordar mais ou menos e, reforçando, as moléculas são as mesmas. O corpo não sabe de qual alimento elas vêm.

Outra questão comum: quantos pães posso comer por dia? Não existe resposta correta. Seria melhor perguntar: quanto de carboidrato posso comer em cada refeição? O organismo não sabe se a glicose que entrou na corrente sanguínea veio do pão ou da mandioca! Se comer um pão de manhã e um à tarde, não se recrimine se quiser comer outro à noite! Depois de poucas horas, o corpo nem se lembra do que comeu! A digestão e a absorção já aconteceram e o que deveria ser armazenado, também já foi.

Existem algumas diferenças entre comer cem moléculas de glicose vindas do açúcar, como em um refrigerante, ou do carboidrato complexo, como o amido do arroz. A mais importante é a velocidade da absorção ou a rapidez com que a glicose chega ao sangue. Você já pode imaginar que, pela molécula de açúcar ser menor, a velocidade e facilidade com que ela atravessa a barreira são bem maiores. Isso faz uma enorme diferença para o corpo humano. Somente por essa velocidade, a batata, o pão integral e o arroz integral não são grandes vilões para diabéticos, assim como o doce o é, apesar de o sangue receber a mesma glicose.

Curiosidade: boi engorda muito e come grama, que para os humanos seria salada. Como o boi consegue retirar muita energia da "salada" e os humanos não? Primeiramente, a fibra é uma grande sequência de glicose assim como o carboidrato complexo, porém a ligação entre as moléculas é um pouco diferente chamada de alfa-1,4. Nós não conseguimos quebrá-la e digeri-la, mas o boi consegue. Nos humanos, ela passa direto pelo tubo até o final do intestino, sai nas fezes e não engorda. Nos bovinos, ela fornece glicose. Então, para eles, grama é igual a um pão.

É comum escutar dos pacientes no consultório, que os carboidratos são os vilões da alimentação. Mas, normalmente, o pecado é a quantidade que comemos e também a gordura que os acompanha. A culpa não é do pão, mas sim da mortadela ou da manteiga. Não é do macarrão e sim do molho branco ou do queijo. E, no caso de biscoitos, a culpa é do ovo e do óleo que os constituem.

5
VITAMINAS
E MINERAIS

Eas vitaminas e minerais, engordam? A resposta é não; impossível. Então, por que sempre escutamos dos nossos pais que devemos comer salada, que contém bastante vitamina, para ficarmos fortes? Qual o papel das vitaminas e minerais no corpo humano? Falaremos rapidamente deles e depois voltaremos à energia.

Imagine que tivemos um pequeno corte na pele. O corpo imediatamente sabe que precisa cicatrizar a ferida, pois, se ficar aberta, poderá causar infecções. Bom, o processo de cicatrização depende, por exemplo, de zinco. Se não comermos alimentos ricos em zinco, a cicatrização vai acontecer, mas não tão perfeita quanto poderia. Também precisamos de zinco para outras funções sistêmicas vitais em diversos órgãos. Cicatrizar "bonitinho" para não ficarmos com marca não é fundamental para a sobrevivência. Portanto, o corpo, inteligentemente, nos mantém vivos e deixa um pouco de lado algumas coisas que julgamos importantes: cicatrização sem marcas, unhas e cabelos fortes, visão, crescimento, bom sistema imunológico, ganho de massa muscular... Por exemplo: se uma pessoa nascer geneticamente programada para chegar a 1,80 metro de altura, porém lhe faltar cálcio durante a infância, terá somente 1,75 metro. O corpo não funcionou 100% do que poderia, pois teve que poupar cálcio para outros processos vitais. É como o óleo para o motor. Sem ele, o carro não anda por muito tempo, mesmo com combustível, ou seja, mesmo comendo nossa energia (carboidratos, proteínas e gorduras), nosso corpo não funciona adequadamente. Se alimentarmos somente de comidas modernas, como refrigerantes, sucos industrializados em pó, salgadinhos em pacotes, biscoitos e outros alimentos do gênero, não estamos fornecendo

Quase todas as novidades e descobertas alimentares mostradas pela mídia são atribuídas às vitaminas ou aos minerais, às vezes com ajuda de algumas outras substâncias. Por exemplo: o tomate evita câncer. Não é a fruta em si que possui poderes milagrosos, e sim a vitamina E e o licopeno, que são antioxidantes e previnem a doença. Todos os outros alimentos que os contêm também são assim.

combustível eficiente ao nosso corpo. Retomaremos, posteriormente, essa lógica para explicarmos o ganho de massa muscular e a importância da nutrição.

Existem dois grupos de vitaminas: lipossolúveis e hidrossolúveis. As primeiras são representadas pelas K, A, D, E. Podem ser estocadas no corpo e não necessitam de serem consumidas diariamente. Todas as outras, como a vitamina C e as do complexo B, são hidrossolúveis, portanto, podem ser eliminadas pela urina e são pouco estocáveis. Então coma, todos os dias, salada de vegetais e frutas. Se isso for impossível, um suplemento polivitamínico e polimineral vale a pena ser utilizado (para melhores informações, consulte um especialista). Tome bastante cuidado com o excesso de ingestão das vitaminas, pois pode ser tóxico e causar ou agravar alguns problemas de saúde no fígado e rins, por exemplo.

Quadro: Ingestão de vitaminas

Vitamina	Importâncias	Principais alimentos fonte
A	Sistema ósseo, visão, pele e reprodução	Fígado, leite, queijo, espinafre e batata doce
D	Sistema imunológico e ósseo	Peixes, laticínios e ovos
E	Remoção dos radicais livres e prevenção contra câncer.	Óleos de sementes e oleaginosas
K	Cicatrização e saúde do fígado	Vegetais com folhas verdes e carnes
Vitaminas do complexo B, B1, B2, B6, Ac fólico, B12	Fornecimento de energia ao corpo, formar e reparar todos os órgãos do corpo.	Carnes, vegetais, frutas e cereais integrais
Vitamina C	Pele, absorção de ferro e sistema imunológico	Frutas ácidas e vegetais

Vitaminas e minerais são fundamentais para que nosso corpo funcione bem. Para isso, não deixe faltar na sua alimentação:

- 3 frutas e 3 vegetais diferentes por dia;
- Oleaginosas, castanhas, amêndoas...;
- Carne ou ovo;
- Derivados do leite.

Quadro: Importância dos minerais

Minerais	Função	Alimentos fonte
Fe	Prevenção de anemias	Carnes
Ca	Ossos, dentes e contração muscular	Laticínios e alguns peixes
Zn, zinco	Reparação dos tecidos e antioxidantes	Fígado, ostras, leguminosas e oleaginosas
K, potássio	Sistema nervoso, sanguíneo e metabólico	Frutas, vegetais e leguminosas
Na, sódio	Em quantidade correta, regula a pressão sanguínea e líquidos no corpo	Sal de cozinha e alimentos animais

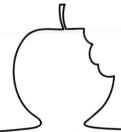

O carboidrato, na maioria
das vezes, não é o vilão
do ganho de peso.

6
ENTENDENDO
MELHOR O CORPO

Se, ao acabar de ler este livro, você tiver guardado na memória este exemplo, considero minha missão cumprida quanto à sua compreensão de um dos mais importantes princípios do funcionamento do corpo humano: como o corpo aproveita e armazena a energia do que comemos. Portanto, leia atentamente e devagar.

Pense num supermercado com trinta caixas e neles entram quatro diferentes tipos de clientes: pessoas que carregam placas de gorduras, de açúcares, de carboidratos e de proteínas. Assim como se fossem mulheres, adultos, crianças e idosos. Para este exemplo, iremos desconsiderar o álcool e, para melhor compreensão, separar carboidratos de açúcares, apesar de ambos pertencerem ao mesmo grupo.

Independentemente do tipo de cliente, imagine que hoje irão ao supermercado mil pessoas. Metade à hora do almoço e a outra metade às 19 horas. Quando essas pessoas forem acabando de fazer as compras e se encaminharem ao caixa, certamente, filas serão formadas. São somente trinta caixas e quinhentas pessoas para pagar. As filas, no nosso corpo, viram gordura e são armazenadas naqueles locais indesejáveis: barriga, quadril, braços... Não adianta ficar um período do dia vazio! Filas serão formadas da mesma maneira quando entrarem muitas pessoas ao mesmo tempo. E é pior. Se isso acontecer diariamente, o dono do supermercado, que é um empresário bastante pessimista, por pensar que o movimento sempre continuará pequeno, demitirá dois funcionários desativando os caixas, pois eles ficam sem trabalho durante quase todo o dia. Quando entrarem quinhentas pessoas novamente, as filas serão ainda maiores. Traduzindo para o nosso corpo: quando comemos muito de uma vez (entram muitas pessoas de uma só vez), independentemente do que seja, pão, fruta ou carne, acumulamos bastante gordura corporal (fila). Se ainda ficarmos muito tempo em jejum, sem entrar ninguém por um bom tempo, quando comermos novamente, a chance de engordarmos é maior. Diminuirá o número de caixas, e o corpo aumentará a eficiência do armazenamento de gordura. Em 100 calorias, ele armazenaria 30 kcal em gordura, mas, ao ficar em jejum por um longo período, ele acumulará 40 kcal por causa do menor número de caixas. Se você achar que é vantagem ficar sem comer por bastante tempo, sentindo fome ou não, quando comer, essa comida o engordará mais que o normal. O corpo está precisando! Não deixe que isso aconteça!

Se forem mil pessoas ao supermercado, mas divididas em cinco vezes, as filas serão bem menores ao longo do dia. Se dividirmos o fluxo em seis vezes, menos pessoas irão esperar, o que significa que acumularemos menos gordura, mesmo que entrem mil pessoas diariamente. Com a mesma quantidade de calorias por dia, podemos engordar mais ou menos e até mesmo emagrecer. E outra, se entrarem pessoas seis vezes por dia, o dono do supermercado não poderá demitir ninguém. No nosso corpo: se você comer equilibradamente durante o dia, não ocorrerá maior aproveitamento das calorias da alimentação. Você poderá até ingeri-las em maior quantidade e não engordar.

Cada vez que você ficar muito tempo sem comer, seu organismo diminuirá a capacidade de processamento de calorias e também aumentará o armazenamento quando comer. Passamos, então, a ganhar mais peso, mesmo comendo menos. Um pão ou qualquer outro alimento engorda muito mais depois de cinco horas de jejum. Sei que você conhece pessoas que comem pouco e, ainda assim, têm problema com a balança. Isso ocorre porque filas são formadas facilmente, mesmo que entrem poucos clientes no supermercado. Pessoas que se alimentam dessa forma, têm um elevado índice de aproveitamento de energia dos alimentos, pois fazem com frequência restrição alimentar, demitindo sempre um caixa. A formação de fila (gordura) passa a ser extremamente fácil.

Suponhamos que alguém faça um regime, emagreça seis quilos, depois os recupere novamente e, num espaço de dois anos tente outra vez. Se for da mesma maneira, a perda de peso será, fatalmente, bem mais lenta. Um dos motivos é a maior eficiência em armazenar gordura no corpo mesmo comendo menos (menor número de caixas e maiores filas). Caso ocorra um novo aumento de peso, será sempre mais difícil. No futuro, comerá pouco e, ainda assim, terá problema com a balança. Quem já fez mais de um regime sabe disso: da segunda vez, em geral, a perda de peso é bem mais lenta.

Outra situação pior acontece com grande frequência: pense que esta semana irão ao supermercado 7000 pessoas. Durante o meio da semana, o supermercado ficará vazio. Não entrará quase ninguém. No final de semana lotará. Todos deixarão para fazer as compras aos sábados e domingos. Nesse caso, o dono do supermercado demitirá um maior número de caixas, pois alguns ficarão à toa quase todos os dias. No final de semana, certamente, as filas serão maiores. Não adianta comer pouco durante a semana inteira para se esbaldar em dois dias! Você engordará muito mais, mesmo que a soma semanal de calorias seja igual. Se for comer 7000kcal por semana, tente dividi-las igualmente durante os dias. Terá um resultado bem melhor e com mais dificuldade em ganhar novamente o peso perdido.

=	=	=	=	=	2000 Kcal	2500 Kcal	
500 Kcal	500 Kcal	500 Kcal	500 Kcal	500 Kcal	=	=	= 7000 Kcal Semana
Segunda Feira	Terça Feira	Quarta Feira	Quinta Feira	Sexta Feira	Sábado	Domingo	

Todos os que comem pouco de segunda-feira à sexta-feira e muito nos finais de semana, têm tendência a engordar.

Se você fizer dessa maneira, desista. Ou você muda, ou não irá atingir seus objetivos de definição, enrijecimento ou emagrecimento.

Repare nas pessoas que conhece. Quase todos os que travam uma incansável luta contra a balança, não se alimentam de forma equilibrada. Alternam entre comer muito e comer pouco. Um mês de dieta, um fora da dieta. Meio de semana comendo regradamente, final de semana desregradamente. Ou seja, muitas pessoas de uma vez fazendo compra e, em outro período, quase ninguém. Dessa maneira, você está treinando seu organismo (supermercado) a absorver e aproveitar o máximo de calorias possíveis. Engordar ficará muito fácil, e seu objetivo, cada vez mais longe.

O ideal seria:

1000 Kcal	1000 Kcal	1000 Kcal	1000 Kcal	1000 Kcal	1000 Kcal	1000 Kcal	= 7000 Kcal Semana
Segunda Feira	Terça Feira	Quarta Feira	Quinta Feira	Sexta Feira	Sábado	Domingo	

*dessa maneira você mantém o metabolismo alto e com grandes chances de emagrecer.

Não tente compensar, pois tudo ficará pior! E se você souber que terá uma festa, irá a um rodízio ou à casa da mãe à noite, não adianta ficar sem comer até lá ou diminuir no café da manhã ou no almoço. Quando chegar a hora, além de comer mais que o normal, seu corpo aproveitará toda a energia e armazenará mais gordura, pois alguns caixas estarão fora de funcionamento. Ocorrerão filas mesmo com o jejum anterior. E também, se você comeu mais do que pretendia em uma só refeição, não adianta tentar compensar ficando sem comer por horas e horas. Filas já foram formadas, ou seja, você já acumulou gordura. O simples fato de ter-se privado do alimento durante longo período, não contribui para o emagrecimento. Reflita sobre a atitude do seu exagero e retome seu plano alimentar.

Comer demais aos domingos e tentar compensar às segundas-feira, só fará com que engorde e mantenha sua incessante guerra com a balança e autoestima. Não coma muito, mesmo sabendo que no outro dia entrará na melhor e mais rigorosa dieta. Muitas vezes, pergunto aos pacientes o que eles comeram no dia anterior à consulta, e é bastante comum escutar: "Ah! Não posso te contar, pois como sabia que iria cortar tudo de gostoso, estava me despedindo da comida". Quando escuto isso, já imagino o trabalho que teremos pela frente. A mentalidade do "hoje eu posso" ou "é só uma vezinha, então não tem problema", leva ao insucesso total. Tente compreender: as calorias que comeu já foram armazenadas e estão na barriga poucas horas depois da refeição. Não vão esperar a compensação que virá depois. Não adiantará fazer o que for no dia seguinte. Isso não se paga! As calorias que se acumularam não serão anuladas!

Continuando a metáfora, o dono do supermercado demite os caixas porque acha que é necessário. Ele pensa que o movimento ficará fraco por um bom tempo. O sistema que controla nosso organismo também julga necessário aumentar a eficiência do armazenamento de energia e diminuir o metabolismo, gastar menos. Ele acredita que a comida do planeta tenha ficado escassa. Assim como na época dos nossos ancestrais, que não possuíam o alimento quando queriam. O corpo faz isso com o intuito de preservar a vida: se entra pouco, tem que gastar pouco. Pense nisso como no dinheiro: se você perder seu emprego ou sua fonte de renda, também precisará gastar menos no dia a dia e, quando entrar algum dinheiro, você deverá economizá-lo para pagar as contas.

Existem duas maneiras de diminuir o número de caixas e causar, cronicamente, o aumento de peso com a diminuição da capacidade do nosso corpo de processar a energia quando comemos:

Ficar muito tempo sem comer (sem entrar ninguém no supermercado) em torno de cinco horas, ou;

Ingerir poucas calorias (menos de 1000 kcal por dia para qualquer adulto).

Agora você viu uma das razões de as pessoas engordarem com facilidade depois que acabam uma dieta. Quase todos os regimes buscam resultados rápidos; para isso, precisam diminuir o número de calorias da alimentação. Consequentemente, o número de caixas diminui bastante e, quando a pessoa volta a comer, mesmo que seja menos que antes, engorda novamente, pois a chance de formar fila é enorme. Se você buscar um sucesso duradouro, preste atenção nessas situações.

Teoricamente, duas pessoas do mesmo sexo, idade e peso têm o mesmo metabolismo. Mas, na prática, se uma dessas pessoas fizer regime constantemente, o gasto calórico dela poderá ser, por dia, até 500 kcal menor, o equivalente a aumentar quatro pães ou dez colheres grandes de arroz por dia e, mesmo assim, não engordar. É muito!

O metabolismo reduz-se por:

Falta de padrão alimentar, em um dia come-se pouco e em outro, muito ou tentativas de compensar as escapulidas da alimentação;

Carências de vitaminas e minerais na alimentação;

Baixa ingestão de proteínas; e

Envelhecimento.

Todas essas situações serão descritas no decorrer da leitura.

Como já falamos acima, somente quatro nutrientes engordam, isto é, entram no supermercado: carboidratos, proteínas, gorduras e álcool. Se o leitor me permitisse, gostaria de deixar o comentário sobre as bebidas alcoólicas em um parágrafo à parte desse exemplo para melhor compreensão. Também seria vantajoso dividir o grupo dos carboidratos em dois: carboidratos (pães, arroz, feijão, massas, biscoitos...) e açúcares (doces, mel, picolé, refrigerante, achocolatados...). Lembre-se de que açúcar é um carboidrato.

Há bastantes diferenças entre as pessoas que entram no supermercado (gorduras, carboidratos, açúcares e proteínas): as gorduras e os açúcares só podem usar os caixas um, dois ou três, mesmo que todos os outros estejam vazios. Ou seja, se entrarem trinta carboidratos ou proteínas, não formarão filas, pois existem trinta caixas disponíveis. Se entrarem trinta gorduras ou açúcares, com certeza, as filas aparecerão. Eles só podem usar três caixas para pagamento. Mesmo com valor calórico igual, por exemplo, 100 kcal, uma fatia de queijo engorda mais que um pão francês, pois tem mais gordura e os caixas um, dois ou três terão fila de espera. O corpo não consegue processar as calorias da gordura e do açúcar da mesma forma.

O que dificulta um pouco a prática desse exemplo é que todo alimento tem um pouco de tudo:

As frituras, óleos, sorvetes e os produtos animais não *diet*, *light* ou integrais, ao contrário do que muitos pensam, têm bastante gordura, razoável valor de proteínas e um pouco de carboidratos. Exemplo: queijo, carne, leite, ovos, maionese, pão de queijo, bolo, manteiga, creme de leite, etc.

Tudo que não entra na categoria anterior tem mais carboidratos do que qualquer outro nutriente: frutas, arroz, feijão, batata, pães, cereais, massas...

Os alimentos *light* de origem animal e os peixes têm bons valores de proteínas e pouca gordura. Exemplo: presunto de peru ou *light*, queijo *light*, leite desnatado, iogurte *light* e etc.

Quando você come uma fatia de queijo mussarela com 100 kcal, você entrega ao seu supermercado 78 gorduras e 22 proteínas. Em contra-partida, com 100 kcal de presunto de peru, seu corpo recebe 72 proteínas, 18 gorduras e 10 carboidratos. Apesar de, nesses dois casos, 100 pessoas (calorias) terem entrado no supermercado, a fila causada pelo queijo será muito maior, pois ele tem mais gordura e ela só pode usar os caixas um, dois ou três, e todo alimento que a contenha engorda mais que o normal!

Concluindo: mesmo com calorias iguais, arroz, feijão, pão e massas engordam menos que carne, queijo, ovo, frituras e laticínios não desnatados.

O papel das fibras no nosso corpo é bem interessante. Primeiramente, elas não fazem compras. Podem ir ao supermercado, pesquisar preços, não comprar nada e ir embora. Logo, como não pegam fila, não engordam!

Quando a fibra entra no supermercado? Quando comemos salada, alimentos integrais ou outros ricos em fibras, alguns clientes demoram mais tempo para fazer seu carrinho. Com isso, enquanto algumas pessoas estão comprando, outras pessoas que finalizaram, já chegaram ao caixa, pagaram e foram embora. Dessa maneira, as filas serão menores, ou seja, mesmo que o arroz integral tenha o mesmo valor calórico do branco, a chance de as calorias dele virarem gordura é menor. Engordará menos; fila menor!

Pelo fato de os clientes demorarem mais a comprar quando as fibras estão presentes, o supermercado fica cheio por mais tempo. Com isso, algumas pessoas que pensavam em entrar, retornam para casa para voltarem depois. No nosso corpo: as fibras aumentam a saciedade; se você comer um pão integral, demorará mais tempo a ter fome que se ingerir um pão francês.

Para pessoas com alteração nos níveis de glicose sanguínea, as fibras também diminuem a velocidade com que os açúcares vão ao caixa. Com isso, a glicemia fica mais controlada depois da ingestão de um doce. Se você comer um doce, prefira após um almoço com bastante salada, mas, cuidado com o excesso de comida. Se você for colocar dez açúcares no supermercado, deverá tirar dez outras pessoas ao menos. Se for comer doce na sobremesa, diminua a quantidade da refeição; arroz, por exemplo.

Outro papel das fibras é ser "inconveniente" com os lipídeos, inclusive com o colesterol. Com isso, alguns deles, que já estavam dentro do supermercado, desistem de comprar e vão embora. Traduzindo: quando comemos alimentos gordurosos e outros com fibras na mesma refeição, tais como carne e salada ou leite com granola, elas carregam uma quantidade de gordura e colesterol para fora nas fezes. Fibras não vão para a fila e não engordam. Por isso, aveia, semente de linhaça, laranja, limão e folhosos são recomendados para quem tem colesterol alto.

Quando calculamos corretamente o gasto calórico diário de uma pessoa e achamos o valor de 2000 kcal por dia, não significa que, se ela comer abaixo de 1500 kcal estará emagrecendo ou, acima de 2500 kcal estará engordando. Isso vai depender:

- Do número de refeições diárias - se fizer menos que três, certamente irá engordar;

- Do tempo em que permanece em jejum - se quiser emagrecer, não fique mais de 4 horas sem comer;
- Da quantidade de açúcar e gordura - quanto maior, pior; diminua a quantidade de sanduíche *fast food*, biscoito recheado, refrigerantes, frituras e salgados.

6.1- Atividade física e o supermercado

Quando pensamos no exemplo do supermercado, fica muito fácil entender um dos principais papéis da atividade física, que é, justamente, auxiliar o processo de emagrecimento.

Vamos supor que você tenha comido bastante naquele café da manhã de hotel, ou em qualquer outra refeição. Se você fizer uma atividade física até duas horas depois, haverá uma grande chance de as calorias não virarem gordura e, portanto, não se acumularem no corpo. No supermercado: se entrarem muitas pessoas de uma só vez, o dono do supermercado, muito bem-humorado devido à atividade física, contratará, momentaneamente, mais vinte caixas e fará com que todos trabalhem a pleno vapor. Com isso, a chance de formar fila e engordar é bem menor, mesmo ingerindo mais calorias. A capacidade de processamento de energia do organismo humano aumenta muito.

A atividade física é a responsável pela contratação momentânea de mais funcionários e maior eficiência no trabalho. É como se fosse um aumento salarial. O corpo em esforço precisa de mais combustível. Em vez de guardá-lo armazenando gordura e tirar energia de outro lugar do estoque, ele usa as calorias que acabaram de ser ingeridas. Mas, se você demorar mais de três a quatro horas depois de ter comido para começar a atividade física, as filas já terão sido formadas e as gorduras acumuladas. Por exemplo: comer à noite e fazer atividade física no dia seguinte pela manhã; comer muito no almoço e tentar compensar com atividade física à noite.

Só tenha cuidado para não fazer atividade física logo depois de uma refeição muito gordurosa ou volumosa, pois o estômago e o intestino irão competir com os músculos pelo sangue. Essa briga não é nem um pouco agradável para nosso corpo.

Com uma rotina alimentar equilibrada, conseguimos comandar nosso metabolismo. Isso é fundamental para quem quer perder peso! Procure adequar sua rotina do meio de semana à do final de semana e, a da manhã à da noite. Não exagere e também não alimente tão pouco.

Mesmo após o término, a atividade física exerce influência sobre o corpo humano. Quando acabamos de fazer qualquer ginástica, nosso organismo mantém o metabolismo alto precisando de energia para repor o que foi gasto durante o esforço. No supermercado: após o bom humor do patrão, ele mantém um maior número de caixas e ainda com maior eficiência; não tão grande como durante a atividade física, mas bem maior que o normal.

Muitos me perguntam se não há uma solução para comermos bastante de uma vez e não engordarmos. Será que não podemos escorregar na alimentação ao menos uma vez? Quase todos acham que "de vez em quando" não tem problema e querem se dar um prêmio de exagerar uma vezinha só. Na realidade, não há como. Exageramos na alimentação, fila no caixa. Entraram muitas pessoas de uma só vez, acumulamos gordura. Mesmo que uma vez na semana. A única maneira de comermos mais que o normal e não aumentarmos o depósito de gordura é fazer atividade física poucas horas antes do excesso. Repito que, após a ginástica, os caixas estão mais numerosos e funcionam a pleno vapor. Com isso, mesmo que entre um número maior de pessoas, isto é, comendo mais, filas não serão formadas (não armazenaremos gordura) ou não serão tão grandes. A maior eficiência dos caixas é representada pela

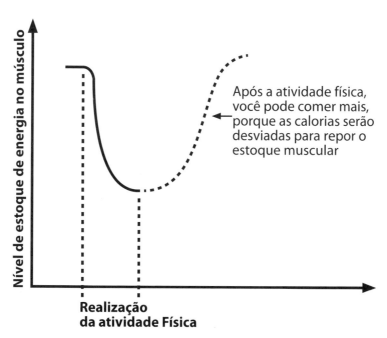

Após a atividade física, você pode comer mais, porque as calorias serão desviadas para repor o estoque muscular

Nível de estoque de energia no músculo

Realização
da atividade Física

* Até poucas horas depois de finalizada a atividade física, o corpo aceita mais calorias do que o habitual. Portanto, se tiver que ser, essa é a melhor hora para dar aquela escapulida da alimentação.

grande necessidade muscular de repor o que foi gasto no esforço: glicogênio, proteínas e triglicerídeos intramusculares. As calorias ingeridas se desviam da barriga para os músculos. No entanto, se comermos alimentos gordurosos, a chance de "dar fila" será maior e isso não ajudará os músculos a se recuperarem. Portanto, batata frita, torresmo e salgado não ajudam no seu resultado físico e engordam mesmo após a suada ginástica.

Nunca procure um número exato para isso. Não existe regra. Esqueça! Ninguém é capaz de lhe falar o quanto você pode comer e não engordar (não dar fila). Existe somente uma probabilidade. Por exemplo: arroz integral, por causa das fibras, tem menor chance de virar gordura que arroz branco, que é muito menos provável de virar gordura que um refrigerante, por causa do açucar; apesar de todos terem o mesmo valor calórico, 100 kcal. Presunto normal ou leite integral formam muito mais filas que presunto de peru ou leite desnatado por causa das gorduras.

Suponha que você faça uma atividade física e tenha gasto 300 kcal. Se ingerir, logo após, a mesma quantidade em alguma fritura, com certeza, engordará. Lembre-se: gorduras ou açúcares no caixa um, dois ou três. Não ficarão elas por elas. Nesse caso, a conta feita: +300 kcal da comida − 300 kcal da ginástica não será igual a zero. Ao passo que, se as calorias forem do iogurte desnatado, cereal e da fruta, certamente não acumulará gordura. Ou seja, no nosso organismo não existe uma calculadora. "Até 300 kcal, coma que você tem crédito das calorias perdidas na atividade física e passando disso, engordará". Não é assim que funciona. Depende do que comerá.

Se seu desejo é emagrecer, *definir* ou ficar mais durinho, vale a pena aprimorar seu condicionamento físico. Quanto melhor seu preparo, mais energia você será capaz de gastar durante a atividade física: pense que está correndo a 10 km/h com uma pessoa do seu lado que tem sua idade e o mesmo peso. O gasto calórico de vocês é igual, mas, se ela tiver o condicionamento físico melhor que o seu, será capaz de gastar mais calorias ao aumentar a velocidade, e você não. Mesmo que você sue mais, esteja com uma expressão de cansaço e com sua frequência cardíaca mais elevada, vocês gastarão o mesmo valor calórico. Não é legal calcular gasto calórico somente pelos batimentos cardíacos como os relógios monitores o fazem.

A pessoa mais bem condicionada é capaz de queimar mais gordura e abrir mais caixas disponíveis dificultando a formação de filas. Come-se mais e não engorda. Simplesmente, o preparo ou condicionamento físico é isto: capacidade de gastar mais calorias. Se você não é capaz de correr 10 km, é porque seu corpo não consegue fornecer, por diversos fatores, energia para essa atividade. Para gerar energia, o organismo necessita se adaptar cada vez mais às exigências: os músculos mudam sua estrutura interna e externa, o sistema cardiovascular torna-se mais eficiente, a capacidade pulmonar aumenta, entre muitas outras transformações que melhoram o preparo físico.

As pessoas que fazem musculação com o intuito de ficarem mais fortes ou firmes merecem um parágrafo à parte. Primeiramente, para esse exemplo, as séries deverão ser curtas, até quinze repetições e com bastante peso. Dessa maneira acontece uma tremenda ruptura de algumas micropartes constituídas de proteínas da nossa musculatura. A fim de preparar melhor os músculos para o próximo treino, nosso corpo precisará repor e até aumentar a quantidade dos componentes que foram gastos. E, assim, o organismo desvia muitos nutrientes dos alimentos para essa reconstrução. Portanto, poderemos comer mais e não engordar. Não é que o metabolismo esteja muito mais alto, como acontece durante os treinos aeróbios. Porém se ingerirmos mais calorias, elas, em vez de se depositarem na barriga, irão para os músculos. No supermercado, o proprietário, após a atividade física, contrata outros colaboradores, os quais ficam observando o movimento das pessoas. Se começar a formar fila, eles farão o papel dos caixas e, dessa forma, diminuirá o número de pessoas que aguardam. Na fila, as gorduras e açúcares continuam a poder usar somente os caixas um, dois ou três. Se você comer alimentos que os contenham após a musculação, a fila será a mesma; logo, você engordará e os músculos não serão ressintetizados.

Invista em melhorar o seu condicionamento físico. Corra, nade, malhe cada dia mais. Torne a atividade física um hábito na sua vida. Faça sempre que puder! Exercite-se quatro vezes, no mínimo, para que a atividade física se torne mais frequente do que infrequente, já que a semana tem sete dias. Escolha a atividade que mais gosta de praticar e vá em frente!

Os funcionários contratados, após o treinamento com peso, podem ficar até dois dias trabalhando. Se foram contratados vinte colaboradores, a cada hora que passar sem outro treinamento, um deles será demitido. Portanto, logo após o treino, é que você deve e pode comer mais. Se você foi à academia pela manhã, e à noite jantou mais do que deveria, as calorias ingeridas serão ainda desviadas para os músculos. Você pode comer mais e não engordar! Se fizer academia de segunda até quarta-feira, pode comer um pouco mais. Esse é o maior benefício, referindo-se ao controle de peso, da musculação. Maior número de funcionários, menos filas! Você não emagrece mais, mas a comida o engorda menos! Por exemplo, se alguém está fazendo uma dieta com 1500 kcal, os exercícios aeróbicos vão ajudar a perder mais gordura e a emagrecer mais rápido. Nesse caso, a musculação com séries curtas e pesadas não auxilia tanto, pois a ingestão calórica está baixa. Os funcionários contratados ficarão sem serviço, visto que comendo pouco, filas não serão formadas de maneira alguma.

Musculação gasta energia e ajuda a emagrecer, mas não como os exercícios aeróbios. Esses diminuem a chance de depositarmos gordura quando comemos, isto é, aumentam o número de funcionários para não dar fila, mas não como a musculação. Ou seja, cada um tem seu benefício. Leve esse exemplo para sua vida e escolha o que melhor lhe convém. Se quiser emagrecer e estiver de regime, prefira exercícios aeróbios, como corrida, ciclismo ou natação. Se não estiver de dieta, pelo contrário, comendo bastante, musculação também é uma boa escolha. Você não engordará e poderá até perder aquela gordurinha caso não aumente as calorias ingeridas.

Nos capítulos a seguir, explicaremos, detalhadamente, como e por que o corpo toma determinadas atitudes. Compreendendo melhor a máquina humana na qual vivemos, o dia a dia poderá ser bem melhor!

O QUE É
O METABOLISMO?

O conceito clássico de metabolismo refere-se aos processos vitais que acontecem e acompanham a exigência do nosso corpo durante a vida. Por exemplo, o metabolismo do adulto é menor, em proporção, que de um recém-nascido, pois esse está em pleno crescimento e multiplicação celular. Também podemos entendê-lo como a energia gasta para nos manter vivos, com os órgãos, incluindo o coração, funcionando. Ele pode se alterar de acordo com nossas atividades: fica baixo quando dormimos e alto quanto maior for a intensidade de uma atividade física.

Embora pareça invisível, vamos tentar enxergá-lo.

Leia bem pausadamente os próximos parágrafos. Trata-se de uma versão simplificada do metabolismo.

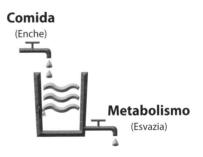

Comida
(Enche)

Metabolismo
(Esvazia)

Pense em um balde. Nele colocamos água até a metade e no fundo, uma torneira que está sempre aberta e serve, logicamente, para esvaziá-lo.

De tempos em tempos, enchemos o balde um pouco mais para que não seque. Traduzindo: o balde é o nosso corpo! A água que entra é a energia quando comemos (água não tem energia, é só um exemplo matemático), e a torneira é o metabolismo.

Se o balde receber por dia 10 litros e tiver uma vazão de 10 litros, manter-se-á no mesmo nível, o que significa que manteremos o peso.

Agora resolvemos esvaziar o balde, ou seja, emagrecer. A água que entra deve ser menor que a quantidade que sai. Vamos supor um regime e colocar somente 5 litros por dia, e então, com a vazão de 10 litros o balde começa a diminuir o seu nível. É possível observar que assim estamos emagrecendo: + 5, entrando, – 10, saindo, = - 5 litros saindo e esvaziando o balde por dia. O balde (corpo) quer sempre preservar a vida: "não posso secar, senão meus estoques de energia acabam e, então, morro". Como defesa, a torneira começa a fechar. Logo, o metabolismo diminui e a vazão passa a ser de 6 litros. Consequência: o ritmo da perda de peso ficará mais lento: + 5, entrando, – 6, saindo, = - 1 litro por dia esvaziando o balde

Quem nunca escutou que, no começo da dieta, emagrecemos muito, depois o corpo acostuma, o metabolismo diminui, e tudo fica mais difícil? O déficit era de cinco por dia e agora está em um por dia. *Nas primeiras semanas é uma beleza, depois ...*

Aí, vem o grande problema: paramos a dieta porque já chegamos ao peso desejado, ou enjoamos dela e a motivação acabou. Assim, voltamos a colocar 10 l no balde comendo como antigamente. Mas, a torneira continua por bastante tempo com a vazão de 6 litros. Agora veja isso no esquema:

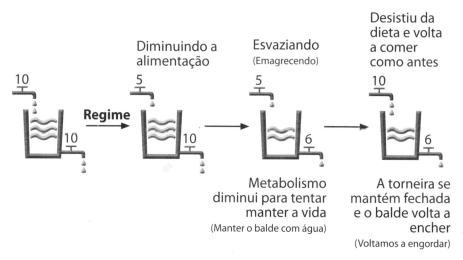

Dependendo da velocidade e da quantidade do peso perdido, sair 10 litros outra vez pela torneira metabólica, só depois de dois anos. Até aí, o balde já encheu de novo. EFEITO SANFONA. Também já escutou? Se antes do regime, o balde pesasse 100 kg e diminuísse para 80kg, quando voltássemos a comer a mesma quantidade, o novo ponto de equilíbrio seria, por exemplo, 108kg. E não é só isso, quando recuperamos o peso anterior, o colesterol e a pressão arterial ficam certamente mais altos, com mais celulite, estrias, flacidez e com o corpo mais disforme.

É engraçado, mas comendo a mesma quantidade que antes, engordaremos mais depois da dieta? Sim. Por isso é tão difícil manter o peso. Mesmo com pouca comida, ganharemos outra vez.

A torneira que antes tinha uma vazão de dez litros, agora está 40% mais lenta. Quatro litros a menos por dia. E ainda o corpo humano dá um jeito de aproveitar e armazenar toda caloria que entra numa escapulidinha da dieta. Qualquer coisa que comermos nos engoradará bastante.

Questões metabólicas: suponhamos que um indivíduo tenha um metabolismo de 2500 kcal e, diariamente, coma em torno disso; teoricamente, o peso se manterá. Bom, se gastar 2500kcal por dia, chegará a 17500 kcal por semana. Dúvida: se comermos, de segunda à sexta-feira, 2000 kcal por dia e ao sábado e domingo, 3750kcal, embora a soma semanal seja a mesma, faz diferença?

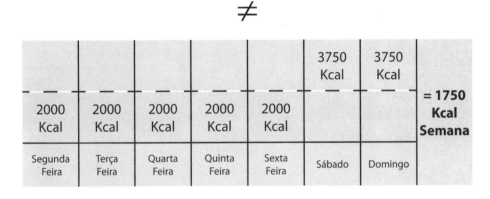

Se alguém comesse somente um tipo de alimento, por exemplo, dez pães por dia, existiria diferença entre comer cinco no almoço e cinco no jantar ou fazer cinco refeições com dois pães cada uma? Se ganharmos uma caixa com trinta bombons, será melhor devorármos tudo de uma vez para acabar com a tentação e resistir a trinta dias sem bombom ou comer um bombom da caixa por dia durante o mês?

O mais importante é a quantidade calórica de cada refeição. A pergunta correta é: quantas calorias posso comer por refeição? E não, quantas calorias posso comer por dia? Não é imprescindível saber o quanto de calorias você ingere por dia, pois, se você comer menos que gasta, não significa que irá emagrecer.

Escutei de uma cliente a seguinte frase: "desde que comecei a fazer dieta, passei a ter tendência a engordar". Antes da dieta, comia de tudo e não engordava: chocolate, sorvete, pão... Para tentar a vida de modelo, necessitava emagrecer ainda mais. Logo começaram seus problemas. É engraçado, mas com esses exemplos, podemos entender 99% dos casos de obesidade (o outro 1% está ligado a distúrbios hormonais ou congênitos) e também por que algumas pessoas são abençoadas por comerem bastante e não engordarem ou, como dizem os mineiros: "são magras de ruim"!

Como já falamos, o corpo não tem calculadora. Uma prova disso é que se comermos um bombom por dia, somando sete por semana, engordaremos muito menos do que se comermos cinco de uma só vez. Na realidade, cinco de qualquer alimento têm menos calorias do que sete, mas, dessa maneira, conseguimos fazer com que cinco seja maior que sete.

Quando usamos uma das mais famosas fórmulas para calcular o metabolismo de um homem com 175 cm de altura, 77kg e 30 anos de idade, chegaremos ao resultado de 2880kcal por dia. Se ele comer por dia 3000 kcal, não significa que ele irá engordar e, também, não podemos afirmar que, se comer 2000 kcal, irá emagrecer.

Nosso corpo não sabe que você está seguindo uma dietinha básica de 1200 kcal para perder peso. Existem cinco situações que fazem toda a diferença! Se você luta contra a balança, garanto-lhe que em alguma delas você se encaixará.

lgumas situações, que ocorrem no nosso cotidiano, são muito mais importantes do que a quantidade calórica da comida para termos êxito no processo de perda de peso. Muitos perguntam se este alimento engorda ou quantas calorias ele tem. Sei que é um conceito dificílimo de abandonarmos porque diariamente o nosso meio nos bombardeia com informações que têm como objetivo repercutir e vender. O ovo, por exemplo, já foi de "vilão a mocinho" várias vezes. Felizmente ou infelizmente, saúde vende. As revistas e programas de televisão que trazem nutrição e atividade física como foco dão ibope. No dia posterior à divulgação de uma notícia por esses meios de comunicação, os espectadores aderem, divulgam e querem aplicá-la no cotidiano. Se falarem que é ruim comer carboidratos à noite, todos que desejam emagrecer tentarão seguir essa regra. Só não sei por quanto tempo... Ou se escutarem que não devemos beber mais de três cafezinhos por dia, todos os que ultrapassam a cota ficarão com a consciência pesada. Mas, o que as pessoas deveriam fazer, não fazem: questionar e pensar um pouco a respeito do assunto. Quem noticia são repórteres. Não são estudiosos do assunto. Certo dia, me convidaram para falar em um programa de televisão sobre álcool e drogas no esporte. Mencionei que jogadores profissionais de futebol não deveriam ingerir cerveja logo após um jogo para uma melhor recuperação das fibras musculares. O apresentador, em seguida, mandou um recado às mulheres para que não deixassem seus maridos beberem cerveja depois da "pelada" porque faria mal à saúde.

Bom, vamos às situações:

8.1 - Jejum

Quando o corpo não recebe energia da alimentação por certo tempo, automaticamente ele entra em estado de alerta. Recorde-se da diminuição dos caixas do supermercado e do balde. Só a torneira que esvazia está aberta. Nada entra. Como recurso de sobrevivência, começamos a poupar energia. O metabolismo diminui. Algumas enzimas que puxam a gordura para dentro das células adiposas tornam-se mais ativas. Ou seja, quando comemos, o corpo aproveita, armazena e absorve a refeição com mais eficiência. Um mesmo pão, por exemplo, engorda-nos mais depois de cinco horas sem nos alimentar.

Se todo dia ficarmos somente com o café da manhã, almoço e jantar, permanecendo ao menos cinco horas em jejum, o corpo fechará ainda mais a torneira. Então, qualquer comida nos engordará mais. Reparem nas pessoas de seu convívio. Quem faz isso tem maior chance de ter problemas com o peso. Ingerindo 2500 kcal por dia, divididas em três refeições, provavelmente engordaremos. Você já deve ter escutado falar que o ideal é comer de três em três horas ou que devemos fazer seis refeições diárias. Simplesmente para que o organismo não poupe energia e, quando comermos, não armazene mais, e no supermercado, para que o dono não demita funcionários causando maiores filas e aumento do peso.

Normalmente, as pessoas que fazem poucas refeições por dia têm maior tendência a engordar e tornam-se menos produtivas no trabalho ou no estudo. Como o corpo não recebe energia durante um bom tempo, para poupar, um dos mecanismos é ter mais preguiça, mexer-se pouco ou render abaixo do que poderia. Quase sempre as pessoas que querem emagrecer costumam se escorar na mesa ou cadeira no decorrer da consulta e, durante o dia, sempre que possível. Isso é uma das maiores provas visuais que essa pessoa está economizando energia e, portanto, emagrecerá menos. Aquelas pessoas magras que você conhece, escoram-se pouco e o contrário, quanto mais pesadas, sempre buscam um local para sentar-se, deitar-se ou simplesmente, escorar o corpo. Uma simples atitude, uma grande diferença: suponha que uma pessoa trabalhe 6 horas por dia sentada em um tamborete e outra em uma poltrona com apoio para as costas e os braços. O gasto calórico da primeira é, aproximadamente, 20% maior; chega a superar 150 kcal! Não estou falando para ninguém trabalhar sentado num tamborete, é só um exemplo.

Se você dirigir o carro com um dos cotovelos apoiados em algum local, deixará de gastar cinco calorias a cada trinta minutos no trânsito.

Não importa o quanto de gordura o corpo tem armazenado. Sempre quer mais! Perdendo qualquer quantidade e diminuindo nosso estoque do tecido adiposo, o metabolismo fica atento. É como um milionário que possui uma fortuna de trinta milhões de dólares. Se perder um milhão, ficará em alerta, mesmo tendo ainda muito dinheiro. Existe algo errado. O corpo é assim. Sempre quer mais e se perder um quilo, tenderá recuperá-lo até mais do que anteriormente. Na prática, todos sabem que é difícil manter o peso. Em média, o corpo quer recuperar 8% a mais do total perdido.

Nosso corpo se adapta a tudo. Se ficarmos muito tempo sem nos alimentar, com o passar das horas, ele consegue diminuir cada vez mais o metabolismo, poupando e aproveitando a energia com eficiência quando comemos. Sei que pessoas discordam dessa informação, pois estão acostumadas a não comer e falam que não sentem fome ou falta da comida no intervalo das grandes refeições. Também é uma adaptação do corpo humano. Para que dar a incômoda sensação de fome se o indivíduo não come? O organismo acha que não há comida disponível no mundo naquele momento. Treinamo-nos a não sentir fome.

A evolução da sociedade e a teoria da seleção natural explicam muitas coisas. Na época dos homens da caverna, raramente havia comida. Passavam mais de um dia sem se alimentar. Não caçavam o tempo todo, e, literalmente, morriam de fome. Quem conseguia poupar mais energia nos tempos de jejum, fechar a torneira do balde para evitar que ele esvaziasse, vivia mais e transmitia essa característica aos filhos. Isso varia de pessoa para pessoa e fomos selecionados geneticamente a engordar. Podemos, em pequena parte, culpar o destino por ter excesso de peso. É familiar. Uma pessoa pode conseguir fechar mais a torneira metabólica que outra, mas não esqueça que tudo é treinável. Vamos exemplificar: você nasceu para ser o melhor esquiador do mundo, mas nunca praticou. Quando viajou para um local onde há neve, fez aulas de esqui. Com certeza, desenvolveu a habilidade rapidamente. Já o seu amigo não nasceu com características para esquiar, entretanto mora em cidade com neve e pratica diariamente o esporte. Logo, ele é ou será um bom esquiador. Se você vier de uma família em que todos são magros, então, não tem uma boa genética para diminuir o metabolismo e aumentar a armazenagem de gordura. Mas, se ficar muito tempo sem comer durante o dia ou fizer dieta no meio de semana e exagerar no final, ou se comer pouco pela manhã e muito à noite, certamente terá metabolismo baixo e será um excelente armazenador de gorduras mesmo sem uma genética favorável.

Quem tem esse padrão alimentar de comer muito no almoço e no jantar e ficar a manhã e a tarde sem comer nada, vale a pena fazer o teste durante um mês: divida as calorias entre as refeições, diminua as grandes e aumente os lanches. Tire, por exemplo, duas colheres de arroz do almoço e troque por um pão no lanche da tarde. Após esse período, observará mudanças no seu organismo: o corpo passará a pedir pelo alimento quando o tempo de jejum estende, que o rendimento físico e mental aumentará durante o dia e que passaremos a não conseguir comer muito em uma só refeição. O estômago perde, então, a capacidade de dilatar para receber grandes quantidades de comida.

E, sobre o assunto de grandes quantidades, vamos conhecer o vilão da balança, da gordura localizada, da celulite e das estrias, no caso das mulheres: O EXAGERO.

8.2 - Excessos Alimentares

Esta situação isolada gera emagrecimento. Se você, simplesmente, parar de comer muito em uma refeição, irá emagrecer. Tanto é verdade que essa é a única alteração que a cirurgia para reduzir o estômago (cirurgia bariátrica) provoca no organismo. Quem se submeteu a ela não consegue comer muito de uma vez. Nem uma "vezinha" no mês! Nunca! Sabe quando julgamos que merecemos nos esbaldar em um determinado alimento e vamos comê-lo até não aguentarmos mais? Pois bem, quem fez a cirurgia não consegue. O estômago torna-se tão pequeno que não cabe. Podem comer pão de queijo, salgados, frituras, mas a quantidade é sempre pequena. Um pouco de qualquer coisa não engorda! Sendo assim, todos emagrecem. Lembrando que a cirurgia nada tem a ver com a queima direta da gordura corporal. O cirurgião altera somente o estômago e nada mais. Não atua diretamente no tecido adiposo, no metabolismo e nem na queima de gordura. Somente na quantidade da comida que entra.

Retomando o exemplo dos dez pães por dia. Um dos motivos de engordar muito mais comendo metade no almoço e metade no jantar é que estes cinco em uma refeição são muitos de uma vez. Exagero! O corpo não tem como processar tudo isso. Então, a caloria que excede vira gordura e é armazenada. Nesse caso, faça cinco refeições, cada uma com dois pães. É melhor comermos um bombom por dia que acabarmos com a caixa de uma vez para depois começarmos o regime. Se forem trinta, perderemos um mês de dieta com relação aos bombons.

Suponha que alguém faça uma dieta que permite beber sete cervejas por semana. Seria muito melhor uma por dia que todas no sábado, por exemplo.

Quando o nosso corpo recebe muita energia de uma vez, independentemente se vier do carboidrato ou da proteína, acumularemos bastante gordura. Lembre-se do exemplo do supermercado: quando está cheio em horários de pico, há fila. E a fila transforma-se em gordura. Ou seja, faça entrar poucas pessoas durante todo o dia, que sempre teremos caixas vazios e não acumularemos gordura.

Uma pequena observação: a dieta feita por pontos tem um grande defeito. Podemos concentrar todos em uma única refeição. Por exemplo, se pudermos comer vinte pontos por dia e gastarmos quatro no café da manhã, oito no almoço e oito no jantar, a soma estará correta, porém iremos, provavelmente, engordar ou não emagrecer da melhor forma. Exagerar em uma refeição faz bastante diferença. Suponha que vamos começar uma dieta de 1200 kcal. Dividir em três vezes de 400 kcal é uma coisa e em seis de 200 kcal é outra bem diferente. Quanto menos refeições fizermos por dia para o mesmo valor calórico diário, maior a chance de engordarmos.

Muito cuidado com aquela escapulida. Nunca esqueça que, ao contrário do que muitos pensam, uma vez faz toda diferença. Não duvide disso. Se você trair seu par conjugal só uma vez... Já viu o que pode acontecer. Olhe à sua volta. Normalmente, todas as pessoas que têm problema com peso exageram de vez em quando. Isso se aplica tanto para emagrecimento quanto para alguns males cotidianos como diabetes e colesterol alto (hipercolesterolemia). É melhor comer um bife de picanha diariamente do que, num final de semana, quinhentos gramas de uma vez só. E a situação pode piorar, pois é comum a carne vir acompanhada de cerveja ou refrigerante, aumentando ainda mais a quantidade do exagero.

Quando perguntava aos pacientes como foi a semana de dieta, era comum escutar: "Foi tudo bem. Segui perfeitamente, só anteontem fui a um aniversário e comi uns dez salgadinhos, dois pedaços de doce porque estava muito gostoso e mais dois copos de refrigerante". Isso é fácil de acontecer. Em torno de 1500 kcal em uma só refeição. A pessoa fez um enorme sacrifício, resistindo às tentações durante a semana inteira, e escapuliu uma única vez. Quando sobe na balança, fica surpresa e frustrada. Menos trezentos gramas. Achava que merecia, pelos sacrifícios, perder mais peso.

Agora, uma situação completamente diferente com relação à semana de outros pacientes: "Não fui bem. Fiquei com fome e todos os dias comi uma colher grande a mais de arroz no almoço e, à tarde, um copo de leite desnatado e meio pão, além do que deveria, de acordo com o que estava determinado no cardápio". Era normal escutar também destas pessoas: "Mas é engraçado, minha calça está mais larga". E quando se afere o peso, a perda foi considerável. Se calcularmos essa quantidade a mais, acharemos uma soma semanal em torno de 1400kcal. Além de ser menor que aquela escapulida do aniversário do exemplo do parágrafo anterior, o excedente foi distribuído durante os sete dias. Não houve exagero nem acúmulo de gordura. Não deu fila no caixa, pois não entrou grande quantidade de uma vez. Com uma única e comum escapada na alimentação, perdemos uma semana de dieta. E, nesse caso, as pessoas ainda acham que seguiram perfeitamente, pois fizeram um enorme sacrifício obedecendo as recomendações da semana. Um domingo com poucos pães de queijo no café da manhã, bife à milanesa com batata frita no almoço e, à noite, dois pedaços de pizza com refrigerante, podem acabar com o resultado de até seis dias de alimentação perfeita em um processo de emagrecimento.

Tudo pode se tornar ainda pior, pois antes de um exagero, normalmente há um período de restrição de horas, dias ou semanas. Relembre que se ficarmos um bom tempo sem comer ou se estivermos tentando emagrecer fazendo regime, o corpo passará a precisar de energia. E, se depois vier o excesso na alimentação? É perguntar se "macaco quer banana"! Claro que iremos armazenar o que estávamos devendo e até mais!

O exagero também pode acontecer quando somamos os alimentos que ingerimos. Por exemplo, comemos duas fatias de pizza, mais ou menos 600 kcal. E também bebemos um copo grande de suco de laranja, que tem aproximadamente 150 kcal. Certamente, essas se transformarão em gordura, já que entraram em excesso somando com as calorias da pizza. Então, é melhor, para acompanhar

Independentemente dos tipos de alimentos que você come, garanto que, se não exagerar na quantidade, nem de vez em quando, irá emagrecer, diminuir os níveis de colesterol e glicose sanguínea. Na cirurgia de redução do estômago ou na dieta do pires, tudo o que cabe nele pode ser ingerido, o que muda é a quantidade de comida em uma refeição. Em geral, é melhor comer pouco daquilo que não faz tão bem do que muito do que faz bem, se quiser perder peso.

comidas mais gordurosas, tomar líquidos sem calorias, como água ou refrigerante sem açúcar. É o mesmo caso de quando comemos sobremesa após as refeições. As calorias se somam podendo chegar ao exagero e à armazenagem de gordura.

Todos pensam que não devemos misturar carboidratos, principalmente no almoço ou jantar. Macarrão e arroz. Batata e feijão. A simples mistura de carboidratos não trará problema se não houver exagero. A questão é que, se comermos uma colher de arroz e outra de feijão diariamente e, quando tem macarrão não diminuirmos as quantidades e ainda acrescentarmos a massa, obviamente, entrarão mais calorias: uma de arroz, uma de feijão e uma de macarrão. Com isso, o exagero. Mas, se dividirmos as calorias entre os carboidratos, não faz diferença alguma.

Não vale a pena resistir a um sorvete se gostar dele. Num belo dia irá tomar muito. Você ama e não vai deixar de amar. Pode resistir por um tempo. Repito que é melhor tomar um pouco todo dia que bastante de uma vez. Sei que, quando lerem isso, alguns vão pensar: "Mas eu não consigo tomar pouco, então, prefiro nem tomar..." Iremos discutir esse comportamento nas paginas à frente.

8.3 - Alimentos Gordurosos

Mais uma vez, outra situação em que o valor calórico fica em segundo plano. O que engorda mais: 100 kcal de queijo ou 100 kcal de pão? Faz diferença comer 100 kcal de arroz ou 100 kcal de carne? A resposta é simples. Quanto maior o teor de gordura do alimento mais ele engorda. Então, o queijo e a carne engordam mais. Eles pertencem a uma das duas grandes categorias dos alimentos com alto teor de gordura: os animais e as frituras.

As moléculas de gordura que estão presentes no nosso corpo são semelhantes àquelas dos alimentos. Portanto, depois da absorção, quase não precisamos processá-las para que sejam estocadas. Os lípides chegam ao sangue e não têm para onde ir, a não ser para o tecido adiposo, ou seja, vão imediatamente ser armazenados sem perguntar nada e sem burocracia. Com carboidratos e proteínas é diferente. Eles, realmente, necessitam ser processados para serem estocados. Apenas serão convertidos em gordura se entrarem em excesso. Por exemplo, comemos 50 kcal em carboidratos; o corpo pergunta para todos os sistemas e órgãos se eles precisam do que acabou de entrar: "cérebro, você quer carboidrato?"

O cérebro responde que precisa, naquele momento, de 5 kcal desse nutriente. O fígado, os rins e os músculos precisam de mais 10 kcal cada um. Sobraram 15 kcal. Certamente serão convertidas, num processo chamado lipogênese (lipo = gordura e gênese = construção), em gordura para serem estocadas. Se essa transformação não ocorresse, picolé de fruta e cerveja não aumentariam a barriga, pois não têm gordura. Normalmente, quem fala que o problema de engordar é gostar de comer muito carboidrato está enganado! O problema está, quase sempre, na gordura! Não é o pão, e sim o queijo. Não é a massa, e sim o molho! Relembre o exemplo do supermercado: as moléculas de lipídeos só podem usar os caixas um, dois ou três; com isso as filas, acúmulo de gordura, são maiores.

Escuto no consultório que a culpa do problema com a balança é da ingestão de carboidratos. Lembrem-se de que eles só se transformam em gordura no corpo se entrarem em excesso. Depois da famosa dieta das proteínas eles viraram vilões. Muitos alimentos possuem, sim, carboidratos, mas muitas vezes, mais lipídeos. Lasanhas, espaguetes, salgados, pizzas e outros pratos italianos possuem ovos na massa e, no recheio, queijo e outros complementos. Doces têm açúcares, mas também manteiga, leite condensado e ovos, ou seja, gordura.

Pelo fato de as moléculas de gordura serem grandes, são as que mais têm calorias por grama (1g = 9kcal). Todos os alimentos que a contêm em excesso acendem sinal amarelo no que diz respeito ao ganho de peso. Um bife à parmegiana médio, de 160 g, possui 66% de gordura e 580 kcal. Isso é equivalente a quatorze colheres grandes de arroz ou seis pães de sal. Então, ferimos duas situações de engorda: excesso e gordura.

Evite comer, em uma refeição, duas fontes de gordura. Ovo e carne. Leite e pão de queijo. Batata frita e queijo. Você irá engordar bastante.

Produtos como leite desnatado, iogurte *light*, presunto de peru ou *lights* e queijo cottage ou *light* não são considerados fontes de gordura e devem fazer parte de quase todas as refeições. Eles ainda ajudam a retardar a fome. Quando consumidos, liberam um hormônio chamado *ppy* que gera maior tempo de

Muito cuidado com alimentos fritos, mergulhados no óleo. Mesmo comendo pouca quantidade, podem ser considerados exagero calórico... abra o olho com salgados, batatas, biscoitos e carnes fritas. Eles, invariavelmente, contêm mais gordura do que nosso corpo consegue processar.

saciedade. Curiosidades: a ricota, antigamente, era um queijo magro. Quando partíamos, despedaçava-se toda a fatia. Hoje ela está bastante durinha e não se desfaz, pois tem mais gordura para ficar mais saborosa. Uma das marcas mais vendidas em mercados possui 68% de gordura. Já o queijo cottage tem aquela textura pelo baixo teor de lipídeos. Não dá liga para formar um queijo de partir. Outro erro é achar que os queijos amarelos engordam mais. Na realidade, eles possuem mais colesterol que os brancos, mas o teor de gorduras totais é bem parecido. Assim também acontece com as carnes de boi e porco. A última possui mais colesterol, mas o valor calórico é semelhante. A grande diferença está na quantidade de óleo usado para o preparo. É pior comer um peixe frito do que um bife de porco grelhado, por exemplo.

8.4 - Índice Glicêmico dos Alimentos

A velocidade da absorção de cada alimento, conhecida como *índice glicêmico*, é extremamente importante para todos e, principalmente, para os diabéticos. Significa a facilidade de o alimento atravessar o nosso tubo intestinal e chegar ao sangue.

E quanto mais alta esta velocidade (IG), mais o alimento engorda, aumenta os triglicérides e a glicemia.

Nada melhor que um exemplo. Bebemos em jejum uma lata de refrigerante comum, não *diet* ou *light*. Aproximadamente 140 kcal somente em açúcar. Toda essa energia atinge o sangue em mais ou menos vinte e três minutos. Nesse tempo, gastamos perto de 25 kcal pelo metabolismo. Somando: entrando 140 - saindo 25, = acúmulo de 115 kcal que, certamente, aumentarão a glicemia, nível de glicose no sangue, e serão convertidas em gordura. Por essa rapidez, pessoas com diabetes não devem consumir esse tipo de carboidrato.

Alimento	IG
Açúcar	138
Alface	12
Arroz branco	88
Arroz integral	73
Aveia	61
Banana	70
Batata	76
Chocolate ao leite	123
Feijão	70
Iogurte	60
Leite de vaca integral	55
Maça	67
Macarrão	81
Macarrão integral	69
Mel	131
Pão francês	100
Pão integral	80
Presunto de peru	20
Refrigerante	135
Sorvete de morango	98

* IG = índice glicêmico. Quanto maior o IG, maior a chance de o alimento nos engordar, acumular gorduras, aumentar a glicemia rapidamente e manter-nos saciados por pouco tempo.

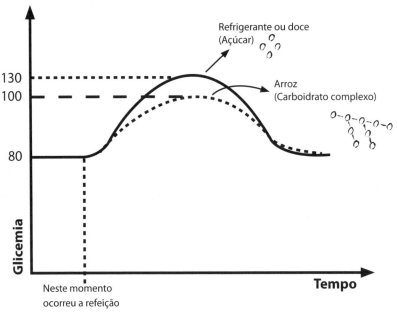

A glicose sanguínea sobe menos com carboidratos complexos

Neste gráfico, vemos como a glicemia atinge maiores níveis quando ingerimos carboidratos simples ou alimentos com IG alto. Carboidratos complexos como arroz, batata, macarrão e aveia causam menor elevação da glicose no sangue e engordam menos.

Curiosidade: a ingestão de fibras ajuda a desacelerar a absorção; as pessoas no supermercado demoram mais a terminar suas compras.

Exemplos:

1- Se comêssemos um bombom logo depois de um prato de salada, com certeza, a caloria do doce acumularia menos no nosso corpo; menos filas nos caixas.

2- A velocidade de absorção do arroz integral é menor que a do arroz branco, pois tem mais fibras e, com isso, a glicemia pós-arroz integral é menor. Concluindo, é melhor para diabéticos e engorda menos. Se não fosse pelo índice glicêmico, açúcar, pães e massas engordariam o mesmo tanto se tivessem

Pecado fatal para quem quer emagrecer e manter a forma:

- Exagerar em uma só refeição
- Beliscar
- Comer muitos alimentos com alto teor de gordura
- Ficar muito tempo sem se alimentar

a mesma quantidade de carboidratos. Recordem-se de que carboidratos complexos, arroz, batata, macarrão, precisam ser quebrados antes de chegarem ao sangue, ou seja, demoram mais que o açúcar.

Portanto, dê preferência aos alimentos com fibras: eles saciam mais, engordam menos e têm mais vitaminas e minerais.

8.5 - Beliscar

O beliscar é um comportamento de quem não percebe o que está colocando na boca. Pega-se um pedaço de qualquer coisa, e sai comendo, andando, conversando e nem se percebe o gosto do alimento. Quando assustarmos, já se foi um pacote! Uma enorme quantidade. Exagero novamente! Cada intervalo da televisão é um convite à cozinha. No final de semana nem se fala. Tome cuidado com a mesa posta durante todo o dia e, principalmente, aprenda a se controlar. Sei que muitas vezes a culpa é da coitada da ansiedade; não se esqueça de que teremos episódios de ansiedade durante toda a vida. Abra bem os olhos na hora da alimentação e, novamente, controle-se.

Beliscando, o organismo recebe energia o tempo todo e um hormônio construtor bastante conhecido é liberado: insulina. Além de ela diminuir a glicemia transportando a glicose do sangue para o interior das células, também é um dos maiores agentes anabólicos do corpo humano. Sua presença faz o corpo estar pronto para sintetizar tudo: gordura, massa muscular, proteínas, glicogênio... E não queimar nada com eficiência. Mesmo que a quantidade que entre seja pouca, como uma bala ou uma dentada num biscoito, não conseguiremos emagrecer com eficiência. É preciso permanecer certo período em jejum. Três a quatro horas, dependendo da refeição anterior. Esse período é importante para a queda da glicemia e também para a entrada em ação do opositor da insulina, o glucagon, melhorando a condição para a queima de gordura. Traduzindo: enquanto beliscamos, emagrecemos pouco!

Se você estiver bastante tempo em jejum, com fome e com o estômago vazio, e comer um bombom, depois de trinta minutos, será provável que sinta mais fome ainda. Doces possuem alto índice glicêmico e podem baixar o nível de glicose no sangue se comidos "sozinhos". Nesses casos, prefira sempre alimentos com fibras e/ou proteínas: iogurte com granola, sanduíche de queijo e presunto com pão integral ou vitamina de frutas com leite e aveia.

9
OUTROS EXEMPLOS
PARA ENTENDER MELHOR O CORPO

Exemplo 1: Imagine 3 potes de tamanhos diferentes:

Gordura   Carboidrato   Proteína

O primeiro e menor, representa a quantidade de gordura que nosso organismo consegue processar por refeição. Nele cabe aproximadamente 3 gramas. O segundo, razoavelmente maior, representa a quantidade de carboidratos. E o terceiro, a capacidade de processamento de calorias vindas das proteínas. Com isso, já deve ter imaginado que, se comermos mais gorduras, engordamos mais. E é isso mesmo! Em cada pote cabe uma determinada quantidade. Se colocarmos mais do que é possível, transborda. E o que transborda, transforma-se em gordura e é acumulado. *os potes demoram, em média, 2-3 horas para se esvaziar; mas depende do que comemos.

Podemos tirar diversas conclusões desse exemplo:

1. Se vamos comer 100 kcal de algum alimento gorduroso como batata frita e 100 kcal de outro com baixo teor de gordura, como arroz, mesmo com o mesmo valor calórico, a batata nos engorda mais. Pois ela enche o pote número 1 que é menor, e ele transborda.

2. Em um lanche comemos pão, que tem somente carboidratos. Poderíamos ingerir alimentos com proteínas e gorduras, pois os recipientes deles estão vazios. Nesse caso, comendo outros alimentos com mais carboidratos, como até mesmo as frutas, irá fazer com que o pote dos carboidratos transborde. Então, prefira colocar presunto e queijo magro no pão a beber um copo de suco.

3. As proteínas são os nutrientes que menos engordam. Porém são raros os alimentos somente com proteínas. Presuntos magros, como os de peru,

clara de ovo e peito de frango são bons exemplos. Ao contrário do que pensamos, carnes, queijos e ovos também têm bastante gordura!

4. Balanceie suas refeições entre carboidratos, proteínas e gorduras para encher os três potes. Quando um estiver cheio, não coloque mais nada nele, pois qualquer quantidade além irá transbordar. Se já exagerou, tente se segurar. Cada caloria a mais, vai virar gordura. Não jogue tudo para o ar em uma refeição para tentar compensar depois. Segure-se!

5. Evite exagerar em uma refeição. Você até pode ir bem o dia todo, mas se em uma hora escapuliu e perdeu o controle, acumulou gordura e, talvez, o que transbordou seja maior do que a quantidade queimada de gordura o dia todo. Um homem adulto queima, em média, 170 gramas de gordura por dia.

6. Posteriormente à atividade física, todos os potes aumentam de tamanho. Por isso, é a hora em que podemos comer mais e não engordar! Você consegue aumentar ainda mais o tamanho quanto melhor for o seu condicionamento físico!

Nos seus lanches, não coma somente uma fruta... Assim, estará enchendo somente um pouco o pote dos carboidratos. Você pode comer proteínas, gorduras e um pouco mais de carboidratos!

Exemplo 2: Quando aplicamos dinheiro em algumas situações que envolvam matemática, fica mais fácil compreender que alguns números fazem diferença. Por exemplo, se o organismo aumentar em 20% a eficiência em armazenar gordura, é como se você parasse de pagar aluguel e poupasse 20% a mais do seu salário. Aí, então, vimos que faz diferença, portanto, vamos aplicar o financeiro no corpo humano.

Pense que você sustenta sua família e perdeu o emprego. O dinheiro que entrava, agora não entra mais. Várias mudanças acontecerão na sua vida. Menos compras, viagens baratas, cortar supérfulos e outras economias. E se você tiver um fundo de desemprego que lhe pague algum dinheiro todo mês, você não irá gastá-lo em bobagens. Irá, naturalmente, guardá-lo para alguma eventualidade, pois não sabe quando ou se um dia arrumará outro trabalho igual ao anterior.

No corpo humano, o sistema financeiro funciona do mesmo modo. Se faltar energia (dinheiro), por estar de regime ou tentar compensar alguma escapulida da alimentação habitual, você não poderá gastar muitas calorias. Tudo aquilo que entrar nos exageros de finais de semana, festas ou episódios de ansiedade, será armazenado como gordurinha, assim como aquele dinheiro do fundo de garantia que deve ser guardado. Caso não esteja ganhando muito dinheiro, também não poderá gastar tudo que tiver. O corpo humano não quer que você quebre! *Gasto de dinheiro = gasto de energia.*

Agora, imagine que o fundo de garantia já foi totalmente pago e que será ainda mais difícil ganhar dinheiro. Qualquer medida precisa ser tomada para economizar mais. Se possível, não pagar escola particular e procurar uma gratuita, procurar alimentos mais baratos e, até mesmo, mudar de residência. Entrando dinheiro de alguma maneira, você irá pagar as contas que são bem menores que as de antigamente e guardar o resto. Traduzindo para o corpo: se fizermos dieta, ficarmos bastante tempo em jejum ou comermos pouco durante um período, no meio de semana, por exemplo, a entrada de energia diminuirá. Portanto, o organismo não pode gastar muito; economia. Se comermos mais que deveríamos em algum momento, bastante gordura será armazenada no nosso corpo. Simplificando: se entrar pouco dinheiro, os gastos também deverão ser pequenos. E quando receber mais que o normal, o gasto não poderá aumentar e a sobra deverá ser armazenada para o futuro.

Para seu corpo voltar a gastar mais energia, de que precisa? Pense no dinheiro e responda. Você precisa recuperar o emprego, fazer um bom contrato e estabilizar a sua entrada de dinheiro. Com isso, você poderá voltar a gastar mais, comprar os carros e imóveis perdidos. Ou seja, comendo bem sempre, sem alterar períodos entre comer pouco e comer muito, você voltará a gastar energia normalmente e não será necessário poupar tanto. O metabolismo voltará a subir e ficará mais fácil emagrecer e não engordar de novo. Em geral, esse processo pode levar até dois anos, mas depende de quantas dietas já fez e quantas vezes comeu pouco no meio de semana e excedeu no final de semana. Se você for esse tipo de pessoa, terá um resultado incrível ao equilibrar sua alimentação e parar de tentar compensar seus exageros através de sacrifícios.

> Não culpe a genética por ter tendência a engordar. O erro está no comportamento alimentar. Ele é o maior responsável por determinadas pessoas comerem e não ganharem peso e outras alimentarem menos e, ainda assim, verem na balança o peso subir. Tentar compensar exageros e começar e parar dietas constantemente são alguns dos piores erros.

As pessoas que comem bastante e não engordam são as que se alimentam bem todos os dias. O organismo sabe que não irá faltar energia, pois nunca se deparou com um regime alimentar. Não é pelo fato de hoje ser meio de semana que se deixa de comer o que quer. Todo dia é dia! Sabendo que receberá energia, o corpo gasta e não armazena.

Exemplo 3: Se alguém lançar de uma vez só dez bolinhas de gude ou ping-pong para você tentar segurar, a probabilidade de nenhuma cair é bastante pequena. Mas, se as dez forem lançadas duas a duas, tenho certeza de que menos bolinhas cairão. Isso funciona como a alimentação para o nosso corpo. Quando comemos muito de uma só vez, não conseguimos utilizar todas. As que não seguramos, viram gordura. Portanto, como você já sabe, coma pouco em cada refeição. Divida as calorias do dia! Não importa se são 1500 kcal/dia. O mais importante é como elas são distribuídas. Não coma tudo agora para fazer uma dieta depois.

Nunca coma olhando para o próximo pedaço ou "ajeitando" a próxima garfada.

10
ARMAZENAMENTO E QUEIMA DE GORDURA

Como já foi citado, as moléculas de gordura contidas nos alimentos são iguais às que estocamos no corpo. Isso torna seu armazenamento bem mais fácil que o dos carboidratos ou proteínas. A gordura já é gordura. Não tem para onde ir depois de absorvida. Um pouco vai para os músculos, fígado e renovação celular e, o que não é armazenado, vai para o sangue aumentar o colesterol e triglicérides entupindo veias e artérias. Qualquer nutriente pode se transformar em outro, dependendo da necessidade do corpo humano. Por exemplo, parte dos lipídeos pode virar glicose num período de sua falta, como na dieta das proteínas que veremos mais adiante. E o contrário também é válido, o excesso de ingestão de carboidratos, para não ficar no sangue, torna-se gordura. Do contrário, refrigerante não engordaria, pois possui somente carboidrato!

Carboidratos são estocados principalmente nos músculos e fígado sob a forma de glicogênio. Diferente dos depósitos de gordura, a quantidade de carboidrato que pode ser armazenada é limitada. Não passa de 7000 kcal. Quando a reserva não está completa, o que comemos repõe o estoque. O que ultrapassar vira gordura. É como uma represa. Se o nível está baixo, o vertedouro permanece fechado. Quando chove, quando alimentamos, completa-se a represa até o nível desejado, mas se a chuva continua, as comportas se abrem ou transbordam. O que transborda ou sai pela comporta vira gordura. Outra vez: o excesso de comida em uma única refeição engorda bastante! Da mesma forma acontece com as proteínas que, quando ingeridas em excesso, poderão se transformar em gordura.

Toda *gordurinha, pneuzinho ou banhinha* em que encostamos e que nos incomoda no corpo está armazenada em pacotes, chamadas células adiposas. O conjunto dessas células forma o tecido adiposo. A maior função do tecido é armazenar lipídeos; mas exerce também papel hormonal e serve como isolante térmico. Por isso, as pessoas com mais gordura corporal sentem mais calor e menos frio.

A quantidade que pode ser estocada é ilimitada! Não queiram testar isso! Podemos armazenar muita gordura em uma só célula ou também, em último caso, podemos multiplicá-las. O corpo dá um jeito de guardar energia quando comemos demais.

Já deve ter percebido que algumas pessoas possuem um tecido adiposo mais firme ou a barriga dura. A famosa barriga de cerveja. Outras possuem um tecido mais mole e flácido. Isso é determinado geneticamente e também pelo histórico infantil até os treze anos de idade. Os adultos que tiveram excesso de peso na infância têm maior chance de ter o segundo tipo. Isso pode acontecer pelo elevado número de células adiposas, que aumenta até a pré-adolescência, ou pela perda de firmeza da pele. Os que adquiriram peso após os vinte anos, ou mais comumente, após o casamento, provavelmente terão um corpo mais firme. Portanto, preocupe-se com o aumento de peso na infância, pois quando adultos, irão agradecer. Quem foi gordinho quando criança tem mais dificuldade de perder peso e mais facilidade em ganhá-lo no futuro. O maior número das células facilita o armazenamento de gordura e, por consequência, o ganho de peso.

Você provavelmente conhece mulheres que são magras, mas, têm, no corpo, celulite e flacidez. Também envolve o, já falado, comportamento do exagero. Tenho certeza que já escutou: — vou acabar com mais alguns bombons e fico até amanhã sem comer nada. Ou, "no final de semana eu saio da alimentação normal, mas já na segunda-feira eu pego firme na dieta e na academia". As exceções na alimentação são muito mais importantes e prejudiciais do que pensa. Elas têm o poder de acabar com todo o seu trabalho e sacrifício!

Quando comemos muito de uma vez, acumulamos gordura onde o corpo consegue armazenar mais. Geralmente no local do quadril ou abdômen. Claro, há pessoas que acumulam em outros locais, como flancos, braços, face ou glúteo. Ou seja, ganhamos muita gordura localizada quando exageramos na alimentação! Sinceramente, muito mais do que você é capaz de imaginar. Por isso, perdemos, às vezes, um mês de dieta e aquela gordurinha nunca sai. Uma única escapulida faz uma diferença inimaginável, principalmente, com relação ao acúmulo localizado. Nem tanto ao peso. Mas aquele pneuzinho vai demorar mais um bom tempo para diminuir e ser eliminado. Não é que não queimemos gordura localizada, e sim, recolocamos sempre. Por isso, as pessoas recorrem às massagens milagrosas ou cirurgias plásticas.

...lizmente a retirada, queima, acontece em todo o corpo. Leia devegar a ...tuação: acumulamos 1000 kcal de gordura depois de um exagero numa festa; por exemplo, 800 kcal foram para o abdômen e 200 kcal espalhadas pelo corpo. Fizemos, então, uma restrição alimentar no dia posterior de 1000 kcal, gastamos 3000 kcal, mas comemos só 2000 kcal. Entraram de uma vez 1000 kcal e saíram, durante o dia seguinte, 1000 kcal. Saldo igual à zero (+1000 no exagero – 1000 do dia posterior = 0). Aí vem o problema. Do abdômen perdemos somente 300 kcal. Ou seja, nesse local ficaram ainda 500 Kcal (+800 acumuladas - 300 perdidas = 500). Resultado final: **gordura localizada** no abdômen. Conclusão: nos locais onde armazenamos mais, nem sempre retiramos mais. Observamos mais facilmente o exemplo quando o peso se altera com frequência. Ganham-se 2 kg e perdem-se 2 kg. Cada vez que se emagrece e se engorda, o corpo fica mais flácido e com maior acúmulo de gordura em determinados locais desagradáveis.

Em algumas regiões, o tecido adiposo tem mais portas de entrada para os lipídeos. É para lá que vai o excesso. Mas, na hora da retirada e queima, perdemos gordura do corpo inteiro, com proporções diferentes da entrada. Isso explica como pessoas magras possuem flacidez e acúmulos locais. Preservam um bom peso a troco de restrição alimentar em alguns momentos, porém, em outros, deparam-se com o exagero. Com isso, normalmente emagrecemos e a barriga contiua.

Muitos falam que aquela gordurinha não sairá sozinha, mas somente com plástica. Digo, com total propriedade, que ela sai sim! O problema é que, com frequência, colocamos um pouco. Uma *abusadinha*! Uma viagem! Um feriado! Ou um simples final de semana! Recebemos uma ordem de retirar dez cadeiras que estão numa sala. Quando tiramos a primeira, alguém coloca duas novamente. Retira-se, mas sempre se coloca. Outro bom exemplo é como se chovesse forte por dez minutos depois que você estivesse quase acabando de secar um pátio enorme com um rodo (puxador), após um longo tempo e sacrifício. Você enxuga com muito suor, mas, facilmente, molha-se tudo outra vez. Moral da história: tiramos com dificuldade qualquer gordura localizada, mas sempre colocamos facilmente.

Quando reduzimos alguma medida do corpo com drenagem linfática ou qualquer outra massagem, não é a gordura que perdemos, e sim o líquido que é eliminado pela circulação linfática; daí o nome. Portanto, se deixarmos de fazer massagem por alguns dias, esse líquido voltará e as medidas aumentarão. Não há milagre. Ainda não há nenhum processo extracorpóreo, excetuando lipoaspiração, eficiente para reduzir gordura localizada.

Uma verdade ruim: não perdemos barriga ao fazermos abdominais. Tecnicamente, o sistema energético muscular nada tem a ver com o tecido adiposo que o sobrepõe. Traduzindo, os músculos do abdômen retiram energia deles próprios e não da gordura que está em cima. Não se perde a gordura atrás do braço ou no flancos quando fazemos exercícios localizados, apesar de ela estar movimentando e, às vezes, dar a impressão de que está sendo queimada. O ardor que sentimos é proveniente dos músculos e não da queima de gordura! É difícil perder aquele acúmulo tão comum na parte inferior do abdômen com exercícios locais. Só é possível ter bons resultados com melhoria da postura, exercícios físicos, aeróbios ou não e alimentação adequada. Escuto muitas vezes na academia de ginástica: "Vou fazer abdominal infra, pois preciso perder a gordura na parte mais baixa do abdômen". Isso não é possível...

A prática de atividade física também não muda a consistência do tecido adiposo. Se o abdômen ou o "tchauzinho" estão ficando mais firmes, não é a gordura que está endurecendo, e sim ela está diminuindo e/ou é a massa muscular aumentando. O tecido adiposo não enrijece!

Boa notícia:	a gordura localizada é queimada e podemos sim diminuir aquela dobrinha.
Má notícia:	exercícios localizados não fazem com que percamos gordura localizada.
Boa notícia:	atividades aeróbicas diminuem gordura localizada.
Má notícia:	qualquer escapulida da dieta, uma única vez, aumenta a gordura localizada.

11
NÃO DEIXE O CORPO PRECISAR, ELE CONSEGUIRÁ O QUE QUER

Tenho um paciente, na época com 24 anos de idade, que contou que desde que parou de crescer, quando tinha 18 anos, pesava 68 quilos. Comia de tudo e não engordava. No almoço havia batata frita diariamente, à tarde, salgado e, pela noite, sanduíche, pizza e outras coisas mais. Há cinco meses atrás, entrou num processo depressivo por problemas familiares e perdeu o apetite. Quase não se alimentava. Emagreceu sete quilos e chegou a pesar sessenta e um quilos. Suas calças jeans saíam do corpo sem a menor necessidade de desabotoá-las. Depois de medicado com antidepressivos e outras drogas, melhorou rapidamente, pois os problemas também haviam amenizado. Com isso, o apetite normalizou e ele voltou a comer bastante, assim como antes. Seis meses depois, seu peso já estava em 75,8kg. Alimentando-se da mesma forma, ele agora pesava oito quilos mais do que sempre pesou. No total, ganhou 14,8kg. Mas, por quê?

Como o corpo sempre age no sentido de preservar a vida humana, em diversas situações ele atua de acordo com a palavra "precisar". Se houver necessidade, ele dará um jeito de conseguir o que quiser.

Se ficarmos muito tempo sem comer ou fizermos regime alimentar, o organismo passa a precisar de energia. Consequentemente, economizaremos calorias diminuindo o metabolismo e, tudo o que ingerimos, passa a ser aproveitado com maior eficiência.

Pessoas anêmicas por carência de ferro passam a absorver muito mais o mineral que outras, pois ele está em falta no organismo (até 30% mais de eficiência na absorção). Portanto, não deixe que falte energia por bastante tempo ficando longos períodos em jejum ou fazendo e abandonando dietas rigorosas. Seu corpo irá aproveitar e armazenar com máxima eficiência quando comer. E, às vezes, mais de 30%. Imagine seu peso 30% maior!

Normalmente, as pessoas que estão sempre em paz com o corpo e com a balança, comem bem todo dia sem tentar compensar, como o cliente do exemplo antes da depressão. Não é porque hoje é quarta-feira, por exemplo, que se deixa de comer pizza ou um doce. Todo dia é dia! Não se restringe nada e não há grandes variações da quantidade calórica diária.

Na situação acima, nunca se precisa de energia. Quando se encara um rodízio em que a quantidade calórica é realmente maior, o corpo não está precisando daquilo. Portanto, joga-se para fora metabolicamente. Some como num passe de mágica.

Para os que tentam emagrecer sempre, começam e param a dieta, vivem em constante luta com a balança e com a boca, um alerta muito sério: esse comportamento leva a engordar. Quando se faz uma restrição alimentar para emagrecer ou compensar o final de semana fora da linha, cria-se a situação de necessidade. O corpo sempre quer energia, e se você lhe der, mesmo que pouco, ele dá um jeito de aproveitar e armazená-la. Essa deveria ser a rotina de quem quer ganhar peso. Oscilando entre comer bastante em um período e pouco em outros, fica difícil manter o controle na balança. Repare em sua volta. Quase todos que têm esse tipo de comportamento também têm problema com a balança.

* De segunda até sexta-feira comendo pouco, abaixo da média, e sábado e domingo exagerando na alimentação. O mesmo gráfico caberia em um exemplo de períodos de dieta e outros sem restrições.

No caso do exemplo do paciente, o organismo nunca precisou de energia. Ele nunca esteve em falta. Comia bem sempre. Durante o processo depressivo, como se alimentava pouco, seu corpo passou a entrar em estado de alerta, pois a energia começou a faltar. Ele precisava dela! Podemos interpretar que seu metabolismo achou que a comida no mundo estava acabando. Para preservar a vida, começou a gastar menos, fechando a torneira do balde, e a aproveitar ao máximo toda a energia que comia, menor número de caixas no supermercado. Quando voltou a se alimentar normalmente após a crise, armazenava grande quantidade de calorias com eficiência. Resultado, recuperou o peso perdido e, ainda, com acréscimo. O corpo não sabe quando irá passar por essa restrição novamente, por isso, amplia a reserva. E a partir desse dia, essa pessoa passou a ter problemas com a balança.

Se você perder seu emprego ou sua fonte de renda, precisará economizar. No nosso corpo, caso falte combustível, somos obrigados a poupá-lo.

O organismo humano adora o equilíbrio, e começar um regime é um desequilíbrio. Quando o quebramos, nosso corpo age no sentido de preservar a vida. Ele luta por nós, mesmo inconscientemente. Há muitos séculos, a única preocupação era manter a vida, resistindo ao frio, fome e doenças. Apesar de parecer inadequado ao mundo contemporâneo, nossos corpos tomam atitudes relativas àquela época.

A diminuição metabólica é resultado da nossa evolução e seleção natural. Isso, nada mais é, do que uma ação para manter a vida e que talvez tenha salvado a nossa espécie. Para manter seu metabolismo:

- não fique mais de 4 horas sem se alimentar;
- coma proteína em, no mínimo, 4 refeições por dia;
- faça atividade física 4 vezes por semana, pelo menos;
- não deixe faltar vitaminas e minerais na sua alimentação;
- não tenha períodos de superalimentação e outros de subalimentação (meio e final de semana).

SEM RESTRIÇÕES

Não se esqueça do exagero e nem tente compensá-lo. Se comer muito em um jantar, não compense no outro dia comendo pouco. Não abuse no final de semana só porque vai começar um regime na segunda-feira, que é o "dia mundial da dieta". Alguns ainda falam assim: "Vou comer tudo isso agora, mas não vou comer até amanhã cedo". O que acaba de ser ingerido vai ser armazenado e pronto. Não há nada que possamos fazer. Se fizermos uma superdieta no dia seguinte, o que vamos perder não é exatamente o que guardamos com o exagero.

Relembre o exemplo: não adiantará o supermercado ficar sem receber ninguém durante todo o dia se, de repente, entrarem muitas pessoas de uma vez. Ou seja, não funciona comer muito no almoço, por exemplo, e ficar o resto do dia sem comer nada. Já se formou fila e, consequentemente, já armazenamos gordura e engordamos. Também não compensa ficar sem comer durante a tarde inteira se à noite formos a uma festa e, certamente, exagerarmos. Não tem jeito! Comeu muito, fila no caixa! Se o supermercado permanece longo tempo sem receber clientes, três caixas ficarão desativados e a chance de haver fila será bem maior. Traduzindo para o corpo: quando ficamos muito tempo sem nos alimentar, aumenta a chance de engordarmos, pois nosso metabolismo funciona lentamente e a capacidade de processar energia, que representa os caixas e fazer com que elas virem gordura, torna-se maior. Mesmo que entre menos comida, filas serão formadas e engordaremos. Não pense que os caixas desativados voltarão a funcionar logo em seguida. Eles demoram, às vezes, anos para se tornarem ativos novamente. Guarde esse exemplo, vale a pena.

Apesar de terem o mesmo valor calórico, sete bombons de uma só vez engordam muito mais do que um por dia da semana. Essa regra vale para qualquer alimento. Com certeza, já escutou isso em relação a um alimento calórico: "como isso só de vez em quando..."

Qualquer sacrifício que pense em fazer, não compensará a ida a um rodízio ou a uma festa desregrada. Nem a atividade física, nem uma dieta ou horas sem comer. Mas, nunca deixe de ir aonde quiser por causa da alimentação. Se gosta de sair e comer pizza, faça-o com mais frequência e com menor quantidade. Todo dia se for o caso. Mas nunca coma muito.

Aprenda a se controlar para atingir seus objetivos.

Se exagerou, reencontre seu caminho e relembre o erro, somente para impedir que volte a acontecer. Arrependeu-se? Da próxima vez tente melhorar. Não caia no extremismo de evitar confraternizações. Se você for assim, precisa aprender a ver o alimento e saber regrar. Ter em casa e, nem por isso, devorar. Fazer restrições severas, na grande maioria das vezes, não é o melhor caminho. Equilibre-se! Ache o caminho do meio. Ele lhe levará mais longe.

> Uma mulher adulta de 60 kg queima, em média, 140 gramas de gordura por dia. Se ela acumular mais do que isso devido à ingestão de alimentos gordurosos ou com muito açúcar, ou cometendo excessos, no balanço final do dia ela engordará. E não adianta tentar compensar ficando sem comer por horas ou ingerindo pouquíssimas calorias. Não irá queimar mais do que isso!
>
> Em uma refeição errada no dia é possível acumular mais gordura do que queimamos em 24 horas e, mesmo sentindo fome, podemos facilmente engordar...

Quem come rápido não dá tempo de o estômago enviar ao cérebro a informação de que está saciado. Comendo devagar, certamente irá ingerir menos calorias.

PERDER PESO ≠ EMAGRECER

A s duas expressões são usadas no cotidiano como sinônimas, mas são muito diferentes para o nosso organismo.

Primeiramente, devemos compreender que o corpo humano possui peso de todas as partes que o constituem: ossos, músculos, órgãos e tecidos, sangue, gordura, cabelo... Qualquer um deles que diminuir, por algum motivo, abaixará o peso na balança. Por exemplo, se almoçarmos e logo em seguida subirmos na balança, estaremos, certamente, mais pesados. Se após pesarmos, ficarmos oito horas sem beber ou comer, perderemos, aproximadamente, 1% do peso. Não em gordura, mas na verdade, desidratamos, processamos os alimentos e gastamos parte do estoque de carboidratos, proteínas e lipídeos. Infelizmente, a menor parte dessa perda de peso vem da gordura. Portanto, perdemos peso de diversas maneiras: indo ao banheiro, não bebendo água, ficando sem comer, dormindo, cortando cabelo e até doando um rim (em torno de três quilos são eliminados). Mas, em nenhuma dessas maneiras, a calça jeans ficará mais larga. Para isso, devemos perder gordura, medidas ou emagrecer. As três expressões são sinônimas para nosso corpo!

Podemos, então, ganhar peso e emagrecer:

Exemplo1: aumentar dois quilos de massa muscular e perder um de gordura. A balança marcará 1 kg a mais, mas na realidade, emagrecemos e a calça ficará mais larga.

> Se suas roupas, principalmente a calça jeans, estiverem ficando cada vez mais largas, mas você não estiver perdendo peso, ótimo! Melhor, impossível! Isso significa que você está perdendo gordura e preservando o metabolismo alto. Ficará, então, mais difícil engordar novamente. Não vibre com os números diminuindo na balança, e sim com as roupas vestindo cada vez melhor.

Exemplo 2: suponha que alguém, no cotidiano, sempre ficava horas sem comer durante o dia e começou a fazer lanches de manhã e à tarde. Não fazia caminhada e começou a fazê-la. Não bebia água e passou a beber com mais frequência. Resultado: 1 kg a mais devido aos músculos se tornarem mais pesados pela diminuição da perda proteica em jejum, 1 kg a mais de sangue pela atividade física e pela água, além do aumento de mais 1 kg no estoque de glicogênio hepático e muscular causado pela atividade física e pelos lanches = 3 quilos a mais. Para não aparecerem na balança, você deverá perder também 3 quilos de gordura. Todos os que iniciam uma atividade física tendem a aumentar o peso por causa das adaptações metabólicas, como o aumento do volume de sangue e do estoque de glicogênio. Mas isso, na maioria das vezes, não é notado, pois ocorrem também uma maior queima de gordura e diminuição do tecido adiposo.

Exemplo 3: se você beber uma garrafa de água de 500 mL ou de qualquer outro líquido, estará, logo em seguida, 500 gramas mais pesado. É como se subisse na balança segurando a garrafa. Mesmo com maior peso, você não engordou.

É muito comum perder medida, emagrecer e a balança nem mexer. Portanto, a melhor maneira de verificar se você está realmente emagrecendo é observar as roupas e não a balança. Sei que muitos ainda vão se preocupar com os quilinhos, mas repare sempre nas medidas. São elas que, realmente, importam!

14
MIL E UMA DIETAS

A ntes de falar dos diferentes tipos de dieta, pare um segundo. Quantas você conhece? Não precisa enumerá-las, mas tenho certeza de que são mais de cinco. Da sopa, dos pontos, das cores, do Vigilantes do Peso, das frutas, japonesa, do shake*, das proteínas, da lua, ortomolecular, do vizinho, da revista X... Pare outra vez. Quantos produtos e remédios diferentes para emagrecer você já viu? *Diet* Shake, TaK 500, femproporex, anfepramona, efedrina, sibutramina, Herbalife, coscarque, diversos "choques" na barriga...

Essa lista foi só para você perceber que perder peso pode ser uma luta sem fim e é isso que o mercado quer. Realmente, muitas pessoas emagrecem usando algum dos métodos acima. Quer saber a verdade? Se você seguir um deles, excetuando os choquinhos, perderá peso!

Vou reforçar: qualquer dieta que você seguir, perderá peso. Basta seguir! Algumas o levam a perdê-lo mais rapidamente, outras mais devagar. Umas mais fáceis de ganhar o peso de novo, causando o conhecido efeito sanfona. Outras fazem mal e diminuem a imunidade. Outras são tão radicais que não se deve nem praticar atividade física. Mas, todas funcionam! A culpa do insucesso não é do regime. Pela alimentação, existem duas maneiras de perder peso: dieta da proteína ou redução calórica (quaisquer uma das outras citadas acima).

A dieta com restrição de carboidratos, ou dieta da proteína ou dieta de Atkins, causa uma confusão metabólica. A retirada de carboidratos da alimentação produz um alerta ao organismo humano, que só deseja permanecer vivo. Esse alerta faz com que o metabolismo mude e culmine com a perda de muito peso. Por mais que se invente, excetuando a dieta da proteína, todos os

---

* Os shakes para substituir uma refeição, nada mais são que carboidratos, proteínas e muita fibra. São pouco calóricos e lentamente absorvidos no estômago, o que gera saciedade por mais tempo. Tira-se uma refeição calórica substituindo-a por um shake com, no máximo, 90 kcal e que nos mantém sem fome durante algumas horas, o que é ótimo. Mas, tem um grande defeito: ninguém consegue usar isto durante anos. E quando voltar a fazer a refeição no lugar do shake? Como será?

outros métodos são dietas convencionais. Vamos entrar em detalhes das mudanças metabólicas causadas pela restrição dos carboidratos na alimentação.

Essa dieta de Atkins e outras dietas que restringem carboidratos, massas, pães, arroz, feijão e etc., como a de South Beach, ficaram bastante famosas no final da década de 90 e, até hoje, são usadas. Realmente os resultados na balança são excelentes. Perde-se peso numa velocidade incrível, mas note que não a relacionamos com perda de gordura corporal. Ou seja, perdemos peso na balança e pouca gordura. O peso perdido vem basicamente de dois lugares: do tecido muscular e da perda de glicogênio estocado. Na prática, o que acontece é: quem perde muito peso com essa dieta ainda continua com bastante flacidez, sem considerar outros efeitos colaterais. Perdemos muito mais a parte dura do nosso corpo, mas a gordura, que é a mole, continua lá.

Nossa massa muscular é extremamente pesada e densa. Por isso os "marombeiros" de academias são muito pesados. Mike Tyson subia na balança e ela marcava mais de 100 kg, sendo que media em torno de 179 cm. Um pouco que queimamos, a perda na balança é grande. Se soltarmos um centímetro cúbico do nosso músculo na água, ele afunda rapidamente. Já a gordura flutua; é leve.

Quando a entrada de carboidrato é restrita, a utilização das proteínas para fornecer glicose aumenta, pois ela é o único combustível que faz o cérebro e o sistema nervoso funcionarem. Como há um grande estoque de proteínas nas fibras musculares, esse local torna-se uma boa escolha para sua queima. Consequentemente, perde-se muita massa muscular.

Mais dois fatos curiosos com a sequência dessa dieta:

- **Primeiro:** As pessoas que seguem esse tipo de alimentação com restrição severa de carboidratos por mais de quatro semanas precisam de algum medicamento que controle o apetite e, às vezes, a ansiedade e o humor, para, principalmente, segurar a enorme vontade de ingerir carboidratos. Já que o cérebro funciona com carboidrato, o corpo implora para que você os coma. Quando precisamos transformar moléculas de gordura e proteína em glicose é como se o sistema nervoso funcionasse com gasolina ruim. Se você estiver estudando ou tentando se concentrar, dê um pouco de combustível para seu cérebro. Crianças na escola não devem "pular" a merenda, pois a concentração tenderá a diminuir durante as aulas.

- **Segundo:** Todos os que seguem essa dieta, perdem entre quatorze até dezoito quilos muito rapidamente. Depois se torna bastante difícil. Isso acontece por essa ser a faixa de peso do estoque de glicogênio associado com água que temos no nosso corpo. Quando ele tiver sido esgotado, a perda de gordura será bem mais leve e lenta, demorando bastante para se notar a diminuição do peso na balança. Se você começar esse regime com o objetivo de perder vinte quilos, normalmente precisará diminuir muito além dos vinte quilos iniciais, pois a gordura continuará no corpo gerando bastante flacidez. O peso perdido não é suficiente para que o visual fique como se espera.

Repito que essa dieta está sendo cada vez menos utilizada. Não por não dar resultado, e sim pelo fato de a manutenção do peso ser extremamente difícil e do ganho posterior ser bastante fácil. *Efeito sanfona em mais de 99% dos casos!* Nosso organismo não consegue viver sem carboidrato por muito tempo. Quando voltamos a ingeri-lo, o peso reaparece, mesmo comendo pouco.

As dietas do tipo sanguíneo ou ortomoleculares são atraentes e saudáveis. O problema é segui-las para o resto da vida.

A do tipo sanguíneo tem o problema de generalizar todos os que tenham o mesmo tipo de sangue. Por exemplo, para o tipo A, leite e seus derivados devem ser evitados. Mas, existem inúmeras pessoas desse grupo que adoram e se dão muito bem com esses produtos. O que dizer então? Para mistificar ainda mais, existem alguns alimentos incomuns que devem ser abolidos para certas pessoas: pimentas, condimentos diversos, alcaparras, cogumelos... Isso nada tem a ver com o grupo sanguíneo ou com outras questões metabólicas. Não há nenhum dado científico que comprove que o tipo sanguíneo interfere nas questões nutricionais. Seria o mesmo que fazer dieta pela cor da pele ou do cabelo. Claro que cada indivíduo se identifica ou não com um determinado tipo de alimento, mas isso não pode ser fundamentado pelo tipo de sangue.

Todo regime produz bons resultados em curto prazo, ou seja, emagrece. Basta segui-lo. Mas o que importa é o depois. O que adianta ficar um mês magro e ganhar peso novamente? Portanto, não avalie se uma dieta é boa em dois meses. Espere dois anos. Se continuar com o peso ideal depois desse prazo, aí sim, podemos dizer que ela funcionou.

Em geral, são necessários trinta meses para o metabolismo acostumar com dez quilos perdidos, três meses para cada quilo.

A dieta ou alimentação ortomolecular é fantástica! Antioxidante, rica em ácidos graxos poliinsaturados, probióticos e prebióticos, substâncias que protegem o corpo, vitaminas e minerais. Porém, é extremamente difícil segui-la. Há muitos alimentos que não fazem parte do nosso cotidiano e que são de preparo complicado. Muitas pessoas a fazem durante algum tempo e depois a alimentação volta ao ponto inicial. Como os resultados, em termos de saúde, são vistos com o caminhar do tempo e não imediatos, as pessoas não têm motivação para fazer dessa alimentação um estilo de vida. Para o emagrecimento, como qualquer dieta, funciona. Somente tome bastante cuidado com testes que usam o cabelo ou o sangue, pois podem ser puramente marketing da dieta e não refletem a real necessidade do corpo humano.

Fique alerta com dietas e produtos milagrosos que somem e aparecem na mídia com enorme frequência. Na grande maioria das vezes, são modismos que prometem mundos e fundos para que você alcance seus sonhos. Se algumas dessas soluções fossem verdade, ninguém teria problema com a balança. Pense um pouco: não existe milagre. O resultado vem com equilíbrio e força de vontade!

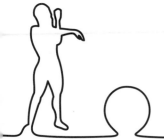

Se você seguir corretamente,
qualquer dieta emagrece.
Umas preservando a saúde e
outras não.

DIETA ENGORDA

Existem muitas pesquisas que mostram que as pessoas que fazem dieta têm maiores chances de aumentar o peso com o passar dos anos. Para explicar melhor esse fato, pense numa pessoa que possui 85 quilos. Se ela não fizer regime algum, seu peso tenderá a se manter. A entrada de energia está em harmonia com a sua saída e o organismo não necessita de comida extra. Está tudo bem em equilíbrio. Por outro lado, se ela tentar emagrecer e, consequentemente, diminuir as calorias ingeridas, os estudos mostram que haverá um ganho de peso com o passar do tempo. Como assim? É simples: o organismo dela nunca precisou de energia, pois ela nunca tinha feito nenhuma restrição alimentar. No momento em que o corpo recebe menos energia através da alimentação, ele entra em um estado de alerta e faz tudo para poupar e para aproveitar, ao máximo, cada caloria que entra. O equilíbrio foi quebrado. Se uma pessoa começar a primeira dieta com 85 kg, existe maior chance de ela engordar novamente e ultrapassar o seu peso inicial em 8%, atingindo 91kg no novo ponto de equilíbrio ingerindo as mesmas calorias que antes.

Essa sequência de fatos: restringir calorias, diminuir o peso e recuperá-lo, até mais do que antes, é o que acontece com maior frequência. É só olhar à sua volta. Repare nas pessoas que conhece. É muito fácil readquirir o peso anterior ao do regime mesmo comendo menos do que antes da dieta. O corpo consegue aproveitar melhor a energia ingerida e recupera todos os quilos facilmente. Se, antes o consumo calórico diário era, em média, 2500 kcal e o peso 85 kg, depois

Se você estiver iniciando um regime, mas pretende segui-lo durante um período específico, nem comece. – Vou seguir essa dieta durante 2 meses. Esse tipo de pensamento não funciona a longo prazo.

Se acabar o regime e voltar a comer a mesma quantidade de antes, o normal é aumentar o peso em 8%; 70 kg antes do regime e 75,5 kg voltando a se alimentar da maneira habitual.

dela, mesmo mantendo a ingestão em 2500 kcal, agora o novo ponto de equilíbrio é mais alto em 4 quilos. Mesmo comendo menos, engordamos mais!

Por isso, uma das frases mais comuns, ditas para todos os especialistas que trabalham com emagrecimento é: nunca estive tão pesado (a).

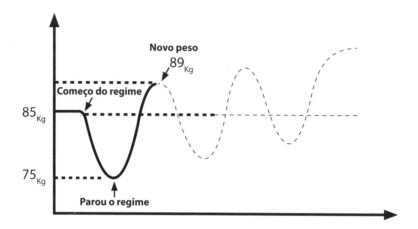

O gráfico mostra como o peso corporal tem a tendência a subir após cada regime, pois com a mesma alimentação se engorda mais que anteriormente.

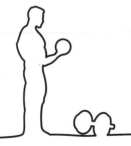

Não coloque a culpa no metabolismo. Você consegue controlá-lo.

COMO TUDO COMEÇOU...

Quando alguém faz uma dieta, o corpo humano entende que há menos oferta de comida no planeta. Darwin estava certo mais uma vez: assim como acontecia com nossos ancestrais, os homens das cavernas, na idade da pedra, caçavam seus alimentos e tinham que comê-los rapidamente, pois era impossível armazená-los e evitar que apodrecessem. Como não havia alimento disponível todo tempo, com frequência ficavam longos períodos sem se alimentar e chegavam, literalmente, a morrer de fome. Os que conseguiam baixar o metabolismo com mais eficiência e aproveitar melhor a energia do que comiam, viviam mais e transmitiam essa característica genética para seus descendentes. Seleção natural! Ou seja, os treinados a engordar, diminuir o metabolismo e aumentar o aproveitamento das calorias ingeridas, procriavam mais. Poupar energia era vital! É o mesmo caso do exemplo do balde, fechar a torneira para que não esvazie rapidamente e, no supermercado, diminuir o número de caixas para guardarmos mais gordura. Quem fala que tem tendência a engordar, mesmo sem saber, está se referindo a esses fatos. Não se esqueça de que isso é treinável. Se fizer regime constantemente ou permanecer horas em jejum, você aprimora seu metabolismo para que você engorde.

A história humana relaciona-se muito mais com a falta de oferta de comida do que com seu excesso. Se observarmos nossas 900 gerações, somente as 6 últimas têm excesso de oferta de alimento.

A restrição alimentar faz com que entremos em estado de alerta metabólico. Para nosso organismo, a vida corre perigo. Como reação de defesa a isso, o corpo gasta menos energia e aproveita, com muito mais eficiência, as calorias que entram. Quando se dá aquela escapadinha durante o regime ou quando o

> Toda vez que você fizer uma dieta, mesmo que sejam apenas 2 dias, está treinando seu corpo para engordar cada vez mais facilmente e emagrecer cada vez com maior dificuldade. Dieta engorda!

encerra por algum motivo, o organismo quer recuperar tudo aquilo que foi perdido. E facilmente consegue.

Quando estava quase me formando, passei um cardápio bem simples para uma amiga da família que desejava emagrecer. Ela é daquelas pessoas que, quando a encontro, está sempre diferente: uma vez, magra, outra vez, com uns quilos a mais. Já tinha feito milhares de dietas diferentes e usado todos os remédios possíveis. Quando seguiu o cardápio, perdeu 3 quilos em um mês. Achou o processo lento, mas bom. Depois disso, já deve ter feito mais algumas outras tentativas para emagrecer. Ela, realmente, é uma pessoa que quando fala que está de dieta, está mesmo! Não sai à noite, corta doces e faz todo o necessário. Há pouco tempo, conversamos e ela me contou que havia chegado de um SPA, há uma semana, onde fez uma alimentação, com 800 kcal/dia, por quatorze dias. Era a quarta vez no mesmo local. Em todas as outras estadias, fez a mesma dieta e perdeu, no mínimo, quatro quilos. Só que dessa última, o resultado foi o pior de todos: apenas 2,1 kg. E em uma semana após a saída do SPA, já havia recuperado mais da metade deles. O que ocorre com ela, acontece com muitas outras pessoas. O problema está, justamente, na quantidade de regimes que fez. O número de tentativas de emagrecer é diretamente proporcional à facilidade que tem de engordar. No primeiro, certamente, emagreceu rápido e fácil, pois o metabolismo estava destreinado a diminuir, a fechar a torneirinha do balde, e mantinha-se alto gastando bastante energia. Nos seguintes, cada vez mais, esse gasto era menor e o aproveitamento de energia dos alimentos, maior. Dessa última vez no SPA, com o metabolismo já bastante lento pelo excesso de dietas e falta de energia, fez com que a perda de peso fosse difícil e o ganho muito fácil. Se ela não encontrar um equilíbrio na sua alimentação, nunca acabará a luta contra a balança. Cada vez come menos e, às vezes, não emagrece. Além disso, não tem o corpo desejado, muito pelo contrário, sempre menos satisfeita. *Toda vez que comemos pouco, é como se estivéssemos treinando nosso corpo a engordar! Tome bastante cuidado com isso!*

Nosso estômago é bem maior do que precisaria ser. Isso também é evolutivo! Como não havia maneira de armazenar a comida, o órgão precisou se adaptar e cresceu. Nossos ancestrais tinham que comer bastante enquanto havia comida. Para isso, ele deveria oferecer o maior espaço possível ao alimento. E hoje, sofremos consequências. Ficamos saciados somente quando comemos bastante e se forçarmos um pouco, cada dia conseguiremos comer mais. Isso é fácil de ser notado quando observamos pessoas que se submeteram à cirurgia de redução do estômago. A cada ano que passa, elas conseguem ingerir um pouco mais, pois esse órgão é capaz de responder à quantidade de comida que comemos.

A capacidade de adaptação do nosso sistema digestivo é fantástica! Se, diariamente, você comer algum alimento com muita gordura, frituras e carne gordurosas, cada vez mais, conseguirá ingerir porções maiores. O contrário é fascinante. Quem ingere comidas leves e em pequenas quantidades sabe disso. Se durante o período de um mês, você comer regradamente, quando exagerar, certamente não se sentirá bem. O estômago perde a capacidade de receber muito alimento de uma vez. Mas, se todo dia colocar um pouco mais, ele aceitará. *Você adquire seus hábitos e rotinas e seu corpo adapta-se a eles!*

A cada tentativa de emagrecer fazendo regime, o metabolismo diminui muito.

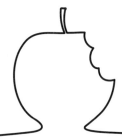

17
INTOXICAÇÃO E ALIMENTAÇÃO DESINTOXICANTE

Este é um dos termos da moda. Hoje todas as revistas trazem alimentos desintoxicantes. Afinal, como ficamos intoxicados? Por quê?

Comer mais que nosso corpo pedia naquele momento, ingerir frituras, sódio, gorduras trans, álcool, conservantes e outras substâncias químicas como aquelas que dão uma cor diferente a um líquido. É nessa hora que nosso organismo se considera intoxicado. O corpo elimina as toxinas, mas não na velocidade que as ingerimos. A ingestão, portanto, fica maior que a eliminação.

Tomemos, como exemplo, um composto cancerígeno chamado benzopireno, que se encontra em qualquer fritura e produtos defumados. Quando o ingerimos mais que nosso corpo consegue eliminá-lo, acumula-se. Como primeira alternativa, o corpo retém líquido. Ficamos inchados para diluí-lo e minimizar sua concentração no sangue. Fazer xixi numa banheira é muito pior que fazer no mar, pois aqui ele está diluído em muita água. Por isso, muitas vezes no final de semana ganhamos quilos e, no seu decorrer, perdemos facilmente.

Qualquer fruta, alimentos ricos em fibras como aveia, hortaliças e oleaginosas (nozes e castanhas) são desintoxicantes. *Fazer atividade física e comer bem é desintoxicante!* Não deixe de comer nada! Prove de tudo, mas nunca muito, pois poderá dar mais substâncias desagradáveis ao seu corpo do que ele é capaz de eliminá-las.

Nosso organismo consegue processar, aproximadamente, 2 latas de cerveja por hora. Se bebermos mais que isso, o álcool irá se acumular na corrente sanguínea e ficaremos "tontos". Intoxicação com o álcool.

Podemos ganhar até 2 quilos em um final de semana devido ao excesso de alimentação e à ingestão dos alimentos intoxicantes. Esse peso extra não é de gordura em sua maioria, e sim do inchaço provocado pela intoxicação. Em três dias de bom comportamento, alimentando e fazendo atividade física, perdemos esse peso extra. Evite esse ganha e perde. Seus órgãos agradecem.

lgumas coisas não andam juntas na nossa vida. Podem até existir exceções, mas são raras e improváveis de acontecer. Quase todos os casos são assim. Escolhas precisam ser feitas: ou trabalhamos e ganhamos dinheiro, ou não trabalhamos e também não recebemos. Não trabalhar e ganhar, é para poucos. Se não frequentarmos as aulas de uma faculdade, não iremos nos formar. Graduar sem ir à faculdade é impossível. Ter filhos sem gastar um pouco mais e sem ter trabalho é difícil. Se não quiser ter trabalho e preocupações, não tenha filho. Ou você tem carteira de motorista ou corre o risco de tomar multas se for parado por policiais. Ou pratica alguma atividade e consegue melhorar o condicionamento ou não terá uma boa condição física.

Em se tratando de comida e corpo, o mesmo acontece com a maioria das pessoas. Temos que fazer escolhas. É praticamente impossível comer o quanto quiser e ter o corpo desejado. Portanto, se você não *segura a boca* e não resiste a alguns alimentos, pare de lamentar pelo seu físico. A força de vontade e consciência fazem muita diferença. Arrisco-me a dizer que todas as pessoas que você conhece, que têm problema com o peso, fazem dieta e saem da dieta. Ora comem pouco, ora comem muito. Num momento se controlam e, em outro, se descontrolam. A chave do sucesso está no equilíbrio. E para isso, você deve ter clareza quanto a seus objetivos, pois alguns sacrifícios são inevitáveis.

O que vale mais a pena na sua vida? Comer o que quiser ou ter o corpo que desejar?

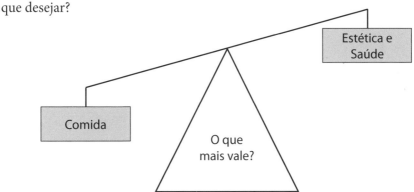

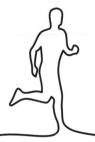

Se sua resposta for ter o corpo e a saúde desejados, lute e consiga!

Sempre quando for se alimentar, reflita sobre seus propósitos e tudo aquilo que deseja. Mas, pense bem para não se arrepender depois de comer. Mesmo que você ame um tipo de comida, pense. Não deixe de comê-la, mas, pense no que te traz de bom e no que lhe acarreta de prejuízo. Ponha na balança e decida. Assim, você aproveitará mais seus alimentos preferidos. Proibir é o pior caminho.

> Coma o que quiser, mas não o quanto puder.
>
> Nenhum alimento é proibido. Somente seu exagero.

Pense bastante antes de comer para não se arrepender depois. É um sentimento horrível que gera, ainda, mais ansiedade.

19
O CAMINHO
DO SUCESSO

C omo você já entende o funcionamento do corpo diante de determinadas situações e a importância da atividade física, vamos falar sobre o que, realmente, faz a diferença. A cabeça!

Costumo brincar que temos dois fatores fundamentais para o emagrecimento. Não é nada do que falamos até agora, e sim ter um motivo para emagrecer e pensar antes, durante e depois de comer.

Um cliente consultou comigo há dois anos com o objetivo de emagrecer. Não conseguiu. Não fez a dieta, nem retornou. Recentemente o encontrei quando fazia atividade física. Disse-me que havia marcado outra consulta adiante. Perguntou-me o que faria nessas duas semanas até a data e, como disse que tinha a dieta antiga, recomendei segui-la até conversarmos no consultório. Neste prazo de quatorze dias, já tinha eliminado quatro quilos. Então, logicamente, quis matar minha curiosidade para saber o que tinha acontecido: ele passou na prova escrita num concurso da Polícia Federal e restavam-lhe dois meses para a prova física - correr, fazer abdominais e barra fixa. Ou seja, agora, emagrecer era uma questão financeira. Melhor motivação não poderia haver. Ele perdeu mais sete quilos e passou na prova. Tomou gosto por correr e até hoje continua treinando.

Uma cliente de quinze anos também me procurou para emagrecer. Retornava todo mês e, no final do segundo, já havia perdido 6 quilos. Ainda faltavam três quilos. A partir daí, em todo encontro ela me dizia que saía da dieta algumas vezes e os quilos não iam embora de jeito algum. Seu corpo já estava bem legal. Ninguém dizia que precisava emagrecer mais. Embora quisesse, não conseguia atingir a meta. Julgo que, no primeiro encontro, a motivação estava alta, pois estava insatisfeita com o reflexo quando se olhava no espelho.

Emagrecendo, a satisfação com o corpo aumentou e a motivação caiu. Inconscientemente, por que vou deixar de comer este bombom? Meu visual já está bem melhor. Quando a motivação se igualou ao grau de satisfação, parou de emagrecer.

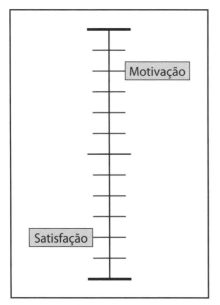

* Motivação alta, pois a satisfação com o corpo estava muito baixa.

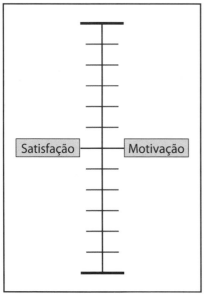

* Quando a motivação se iguala ao grau de satisfação, o emagrecimento cessa.

Em um dos encontros seguintes, imaginamos que iria acontecer um desfile de biquínis em sua escola e ela iria, obrigatoriamente, desfilar. Para isso, ela achava que o corpo não estava legal, então, a satisfação diminuiu e a motivação, outra vez, aumentou. Resultado: emagreceu. Não pela brincadeira, mas simplesmente por ela descobrir o que estava faltando para chegar ao corpo que desejava. Não era a alimentação, e sim o objetivo.

Estas duas escalas ao lado representam bem porque muitos emagrecem, mas não conseguem realmente atingir o corpo e o peso desejado. O retoque final é difícil se a motivação diminuir. Como não se chega ao objetivo planejado antes do regime, muitos desistem e voltam a engordar. O mesmo acontece com aquelas pessoas que querem emagrecer só um pouco, três "quilinhos". Muitas vezes não há motivação suficiente, pois o corpo já tem um visual legal. Daí vem: "Não consigo deixar meu corpo do jeito que quero..." Falta o ajuste final.

Noivas também sempre emagrecem. Querem estar bonitas para o casamento e para as fotos, receber elogios e falar no futuro, olhando o álbum, como ela era antes. Estão motivadas e seguem tudo à risca.

Um exemplo não muito prático, mas bem interessante. Vamos supor que você irá ganhar 500 mil reais para emagrecer seis quilos em dois meses. Sem conhecê-lo (a), aposto que conseguirá. E, incrivelmente, sem ninguém lhe passar uma dieta. Fará ginástica, comerá menos... Você dará um jeito! Tenho certeza de que quando for pegar outro bombom vai pensar: vou comer ou ganhar o dinheiro? Então, para perder peso precisamos de, somente, um bom motivo!

Se seu motivo for realmente grande, ele o fará pensar antes de comer.

Escolha o alimento de que mais gosta. Pense que você ganharia o carro dos seus sonhos se ficasse sem comê-lo por um mês. Quase todas as pessoas ganhariam o carro, pois vale a pena. Então, quando falar que não consegue ficar sem um determinado alimento, pense nisso. Na realidade, ainda não achou uma boa motivação. Emagrecer é um motivo, mas o que há por trás disso? Autoestima? Saúde? Bem estar? Descubra o que o impulsiona e siga em frente sempre apoiado por esse motivo.

Todos os que desejam emagrecer têm algum problema relacionado ao peso ou ao visual. Do contrário, para que encarar um desafio e um sacrifício pela frente para perder peso? Na grande maioria das vezes, a motivação está na diminuição do colesterol, doenças ligadas ao coração e pressão arterial, diabetes, dores na coluna ou no joelho, vida amorosa em geral, vestuário, verão ou alguma festa que se aproxima e a roupa não serve. Você deve primeiramente identificar o porquê de emagrecer. Qual o motivo que será seu combustível nesta luta? Por que você quer emagrecer? Por que seria mais feliz com menos peso? O que mudaria na sua vida?

Encoste na "barriguinha" ou naquele local onde a gordura não deveria estar. Lembre-se da sua roupa que não está caindo bem ou daquela que gostaria de ter, mas não ficaria legal no seu corpo por causa do excesso de peso. Pense em tudo que o incomoda. Na vergonha para tirar a camisa ou colocar um biquíni. Nas situações, aparentemente, banais, mas que só você entende e vive. Nas cobranças das pessoas e da sociedade. E quando alguém olha para a gente e achamos que estão reparando no nosso corpo? Agora, imagine como será a vida sem tudo isso. Bem melhor? Mais feliz? Então, você pode. Por que não? Você não é diferente de ninguém! Já pensou estar com roupas de banho e alguém assobiar? Basta querer! Se já jogou na loteria, certamente sonhou e fez milhões de planos

A motivação para emagrecer está muito mais relacionada ao seu sucesso do que ao tipo de regime, assim como parar de fumar ou beber, começar a correr ou praticar atividade física. O quão grande é o motivo que o impulsiona e o inspira é o que realmente fará com que você consiga o que quiser.

A motivação é o fator principal do resultado de um regime.

com o prêmio. Faça o mesmo com o corpo e a saúde. Imagine-se com o visual sonhado e viva a felicidade! Olhe que é muito mais fácil emagrecer do que acertar os números sorteados!

Depois de identificado o motivo, dê uma nota de 1 a 10 para a sua vontade de atingir o objetivo, ou seja, o quanto você deseja emagrecer. O quanto você quer estar magro e faria de tudo para isso. Antes de responder, pare e pense um pouco. Pense em todos os sacrifícios, tentações e nas adversidades que irão acontecer no caminho: festas, crises de ansiedade, problemas nos estudos ou no trabalho... Será que quer enfrentar todas as pessoas perguntando se você está de dieta? Vale a pena passar por tudo isso? Se a nota for menor que oito, nem comece. Ela precisa ser igual ou maior que nove. Para começar a trilhar o caminho do sucesso, você deve encará-lo com força máxima. Se já passou por esse desafio antes, sabe que não é fácil. Muitas vezes pecamos pelo caminho e é difícil arrumar meios para voltar para ele. Bastante cuidado com o famoso pensamento: já que comi um, agora.... Não jogue tudo para o ar assim...

Esqueça as *micro-tentativas*. Nunca comece uma dieta por começar ou porque outra pessoa está fazendo ou, ainda, porque hoje é segunda-feira e no final de semana você passou da conta. Isso só trará mais um sentimento de frustração e incapacidade de vencer. Você pode chegar ao extremo e até se deparar com uma crise depressiva. Imagine e viva antecipadamente todas as barreiras e situações a enfrentar. Prepare-se para a batalha mais difícil, que é contra nós mesmos. Para isso, só entre em regime com força máxima. Com todas as armas, garra e desejos possíveis. Não encare essa luta se houver possibilidade de não conseguir atingir sua meta. Suas armas são sua vontade e seus objetivos. Encontre-os e entre na batalha somente com elas. Não vá à guerra se souber que poderá morrer.

A estatística dessa guerra não é nada boa: 98,7% das pessoas que fazem regime não conseguem seus objetivos. Não chegam ao peso desejado ou se o atingem, não conseguem manter. Você nunca entraria em um avião se a chance de ele cair fosse mais de noventa por cento. Ou também não iria para uma frente

O excesso de tentativas de emagrecer, parar de fumar ou começar atividade física nos enfraquece. Cada vez ficará mais difícil. Só inicie se tiver certeza de que irá conseguir, dar continuidade e atingir o objetivo final. Vá somente com força máxima!

de batalha se as chances de morrer fossem enormes. Portanto, não faça tentativas de emagrecer sem estar com suas armas e uma roupa à prova de bala.

Só para dar números ao prejuízo que se causa fazendo dieta: o exame de análise metabólica mostra que quase todas as pessoas que já fizeram mais de três tentativas para perder peso em 10 anos, economizam calorias equivalentes a meio pão ou a uma colher de arroz a cada três horas. Significa que, se forem seis refeições por dia, serão três pães a menos. Uma cliente que fez o exame gastaria 74 kcal por hora, mas por causa do excesso de regimes e da falta de padrão alimentar, o resultado foi 53 kcal. É uma redução muito significativa, 28% menor. Transforme esses números em dinheiro que você irá entender. Se você trabalhar oito horas por dia, recebendo setenta e quatro reais por hora, no final do mês seriam R$ 11.840,00. Com o salário diminuído, R$ 8.480,00. São menos R$ 3.360,00. O metabolismo economiza vinte e dois quilos por ano. E não é só isso, o organismo ainda aproveita 30% a mais das calorias dos alimentos. Um bife com 100 kcal, para ela tem 136,4 kcal (28 x 1,3 = 36,4). Portanto, só tente emagrecer se agora é a hora e com total certeza de que seu avião não irá cair. Não entre na guerra para morrer. O prejuízo é enorme e afetará totalmente seu dia a dia. Por esses números, vemos que o erro não está em não escolher um alimento *light* ou não comer carboidratos à noite, e sim em não comer a mesma quantidade no meio e no final de semana, em começar e parar regimes sempre e em tentar compensar todas as escapulidas da alimentação normal. Todos os que já fizeram regimes têm maior dificuldade de emagrecer.

Agora, pare um momento. Pense e escreva todas as suas armas para entrar nessa luta: ter mais saúde, ficar mais bonito (a) diminuir o colesterol...

O outro pilar fundamental do emagrecimento e da mudança de hábito é fazer da alimentação um ato voluntário. Comer não pode ser como respirar. De-

A primeira coisa que deve ser mudada para conseguirmos resultado são alguns pensamentos comuns como:

não posso nem ter em casa, senão... ou
só de vez em quando pode... ou
vou tomar um remédio para dar aquela arrancada....

Se você fizer as mesmas coisas que os outros fazem ou tiver os mesmos pensamentos e atitudes, tome cuidado. Os resultados serão os mesmos. Quem tem esse tipo de ideia acima, normalmente, não é um bom exemplo a ser seguido.

vemos ter controle durante todo o tempo em que estivermos nos alimentando. Pense para comer! Quantas vezes nos deparamos hipnotizados pela comida?! "Se começar a comer, não consigo parar". "É melhor nem passar perto". "Nem compro para minha casa, senão..." A mão que pega o alimento e a boca são suas. Estão sob seu controle. Você pode parar sim. Respire. Tire o olho da comida por um tempo. Recupere o controle. Pense nas suas metas, aonde quer chegar e analise se vale a pena.

> **Filosofando 1:** tenho certeza de que mesmo que você não tenha em casa as comidas de que mais gosta, não irá emagrecer. O que deve mudar é seu comportamento e não as compras. Ninguém perdeu peso e manteve essa perda por causa da disponibilidade de alimento em casa ou em qualquer outro lugar. Da mesma maneira, não deixe de ir às festas porque quer emagrecer. O que deve mudar é seu jeito de encarar a comida.

> **Filosofando 2:** sei que é difícil, porém, tente imaginar que a alimentação não tem gosto. Ou seja, é um simples processo vital. Assim como respirar ou ir ao banheiro. Deu vontade, temos que nos abastecer para continuarmos vivos. Como seriam as festas? Se existissem restaurantes, seriam postos de gasolina para os humanos? Todos andariam com placas de combustível em vez de barras de cereal? Mas que bom, pois quem nos criou deu prazer a um processo vital. Agora, precisamos aprender a aproveitar. Alimente-se com consciência. Você irá comer com gosto e não com culpa. E muito cuidado, esse prazer pode matar. Coma para viver e não viva para comer.

Pense antes de começar a comer. Primeiramente, identifique o tipo da fome: fome fisiológica ou psicológica. São sintomas do primeiro tipo: dor no estômago e queimação, tonteiras, tremores, vista escura, enfim, tudo que sentimos quando estamos bastante tempo sem alimentar. Qualquer um conhece seus próprios sintomas de fome. Isso acontece quando o organismo está realmente precisando de energia. As reservas estão esgotando e, como defesa, o gasto metabólico começa a diminuir, pois o corpo não sabe por mais quanto tempo irá ficar em jejum e ainda se prepara para aproveitar ao máximo o que irá entrar na próxima refeição. Já a fome psicológica acontece não por situações metabólicas, e sim por outros motivos como ansiedade, gula ou, simplesmente, vontade de comer por qualquer motivo. É sempre mental e não corporal. Ocorre em diversas situações: diante de tira-gostos, churrasco, sobremesa, episódios de ansiedade, ociosidade ou quando passamos na cozinha e, sem nenhum motivo, abrimos a geladeira à procura de qualquer coisa.

Existem diversos truques para comer menos nas refeições. Tomar três copos de água uma hora antes das grandes refeições e, um copo logo antes das pequenas refeições; colocar o garfo com comida na boca e deixá-lo na mesa até acabar de engolir; tomar shakes que aumentam a saciedade... Mas não se esqueça de que isso são medidas, na maioria das vezes, temporárias. Quem vai ficar bebendo tanta água para o resto da vida antes das refeições? Poderia prescrever um regime e dar uma excelente dica: escovar os dentes às 19h30min para não comer mais à noite, que é, normalmente, o horário dos abusos de quem faz dietas. Mas o problema é muito maior que isso. Pode-se até remediar, mas, dessa maneira, não chegaremos à cura, ou seja, pode-se até perder alguns quilos, porém, eles serão reencontrados. Devemos principalmente mudar de atitude. Coma de cabeça em pé e de olhos abertos. Conscientemente. Quem consegue alimentar-se dessa maneira, diminui o sacrifício das dietas e aumenta o prazer quando está comendo.

Antes de fazer qualquer refeição, pense no quanto pretende comer. Qual a quantidade que não o deixará arrependido após a alimentação? Encoste naquela parte do corpo que o incomoda e veja que depende de você para acabar com isso. Se já estiver emagrecendo, veja quanto o seu corpo melhorou e que não quer que ele volte à etapa inicial. Recorda que uma vez faz diferença e, às vezes, pode-se perder um mês de regime?

Certamente, já experimentou duas sensações opostas quando chegamos em casa pela noite depois de uma festa ou saída com os amigos. Uma, chegamos e ficamos arrependidos. — Não deveria ter comido aquilo tudo. — Para quê? — Não precisava! Aí já é tarde. A outra situação é de felicidade, ou melhor, a sensação de ter conseguido vencer e estar com o dever cumprido. Sem consciência pesada. E tenho certeza de que a noite foi ótima e não perdeu em nada para aquela de abusos com bastante comida. Não falo para não comer nada e passar fome, mas para fazê-lo com a cabeça. Veja quantos salgados você já comeu. Não pegue outro porque o garçom está oferecendo ou porque a mesa está cheia de comida. E sim por saber exatamente o que estará perdendo e ganhando com isso.

Se você já se arrependeu depois de ter comido muito — para que fui exagerar tanto? — é porque não pensou enquanto comia. Alimentou-se de forma automática, sem nem perceber o que estava mastigando. Respire um pouco enquanto come e faça uma análise do seu comportamento para não se arrepender depois. Esse sentimento é péssimo!

Nunca mastigue algum alimento olhando o próximo pedaço a ser comido.

Muitos me perguntam quantos salgados ou pedaços de pizza podem comer, mas não existe um número correto. Até poderia falar, por exemplo, dez salgadinhos ou duas fatias de pizza, mas isso também não vai durar muito tempo. Coma para experimentar e apreciar a comida diferente que não faz parte do nosso cotidiano do meio de semana. No restaurante, se tiver pedido uma pizza com dois sabores diferentes, coma meio pedaço de um e meio pedaço do outro. Se gostou mais de um deles, coma mais um pouco. Numa festa ou num churrasco, evite comer muitos de um tipo só. Não coma cinco coxinhas. Prove uma. Sinta o gosto. Pegue outro salgado diferente. Prove. Evite ficar repetindo o mesmo porque está saboroso ou porque é dele que você mais gosta. Experimente. Não é necessário escolher o que engorda menos. Se gostar de picanha com gordura ou de salgado frito, coma. Mas não exagere porque está gostoso. Assim, certamente comerá no modo automático e ficará arrependido. Se escolher muitos de um tipo, significa que não está percebendo o que está comendo. Prefira experimentar vinte salgados e doces diferentes a que comer dez iguais. A diferença básica entre comer um ou cinco do mesmo tipo é que você sentirá o mesmo gosto por mais alguns minutos. E se desejar emagrecer, não vale a pena engordar com o mesmo sabor. Se nunca viajou para o Nordeste, você prefere passar vinte dias só em Maceió ou conhecer também Fortaleza, Salvador e Recife? Pense bastante e não fique hipnotizado e escravo da comida. Saiba parar. Experimente as diferenças.

Já reparou, quando estamos em algum bar ou restaurante com qualquer porção à mesa, no quão rápido as pessoas comem? Na praça de alimentação de um Shopping Center? E batata-frita? Pipoca? Nem dá tempo de pensar. O cérebro, a boca e as mãos trabalham no automático até que o alimento acabe. Experimente observar o comportamento das pessoas. Principalmente o dos "gordinhos". É uma relação com a comida bastante complicada. Ora parece amor, ora ódio. Às vezes, um combate. Pode também lembrar atração, fixação, escravidão ou, simplesmente, onde se deixam as angústias e mágoas descontando todos os problemas da vida. Sinta o gosto da comida. O momento de comer é momento

Não coma no automático. Não repita o mesmo alimento sem pensar. Pare um pouco. Tenha muito cuidado com os alimentos que comemos repetidamente, como batata frita, biscoitos, salgadinhos e outros petiscos.

Se você quiser mudar seus hábitos e emagrecer, evite repetir o mesmo alimento na mesma refeição, seja ele qual for.

de comer. Assim como o de estudar é momento de estudar. Pode-se até escutar música ou ver televisão, mas concentre-se no que faz, do contrário, os estudos e a alimentação estarão desviados do foco.

Pense enquanto come, entre cada mastigada, entre cada garfada e entre cada biscoito. Aprecie! Não coma contando menos um a cada um que se coloca na boca: menos um biscoito, menos um pedaço de pizza, menos um bombom. Brasileiros e norte-americanos são assim. Comem como se a comida fosse sumir. Cada pedaço engolido é menos um pedaço a ser comido e não um que acabou de ser apreciado. Coma falando "humm!!!" a cada mordida! Do contrário, quando se assustar, o sorvete e o sanduíche já acabaram. E, muitas vezes, nem notamos. É como se estivéssemos em *stand by*. Quem dirige há mais tempo, pisa na embreagem automaticamente para trocar de marcha. O pão, que é um alimento que comemos todos os dias, diversas vezes não notamos a diferença entre as várias padarias. Somos diferentes dos europeus, que se alimentam com mais sabedoria e, por isso, são mais magros.

Quase todos os casos de obesidade do mundo não se referem ao "o que" as pessoas comem, e sim, à maneira como comem e à quantidade ingerida.

Garanto que se houvesse R$ 500.000,00 envolvidos no seu emagrecimento, como no exemplo anterior, você pensaria muito mais antes de comer. — Eu vou comer mais um? Não! Vou ganhar meu dinheiro. — Seria correto, — vou comer mais um? — Não, já senti o gosto. Para que comer mais? Eu quero ter meu corpo desejado ou não? Vale a pena trocar meu visual e minha saúde por comer até não aguentar mais? Pense nisso enquanto estiver comendo!

Suponha que você ganhou uma promoção cujo o prêmio é gastar R$1.000,00 em compras em um shopping. Será que vou levar este relógio? Esta televisão? Este tênis? Na realidade, estamos nos perguntando o que mais vale a pena comprar. Garanto que ninguém entra na primeira loja e gasta todo o dinheiro. Todos pensam e ficam, no mínimo, uma hora no shopping. Por que, com relação à comida, quase ninguém faz isso? Pensar... Analisar o que mais vale a pena: comer ou ter o corpo e a saúde que quer? Pense entre cada pedaço do

Faça uma revisão mental do seu comportamento alimentar em uma festa ou num restaurante. Veja se valeu a pena e tente melhorar a cada dia.

Evite comer muito de um mesmo alimento.

alimento: vou comer mais ou parar por aqui? Não fique cego enquanto come só enxergando a comida pela frente. A vida segue depois que acabamos de comer. Não seja tão atraído pelo alimento. Encoste-se na cadeira e olhe para outro lugar. Repare em outra coisa. E pense o que vai fazer depois de se alimentar: trabalhar? Ver televisão? Dormir? A vida não acaba ali.

Faça uma análise rápida do seu comportamento quando acabar a refeição. Analise o quanto comeu. Qual era o tempero, textura? Tinha cheiro? Valeu a pena comer essa quantidade? Faça sempre essa pergunta. Se for pouco, elogie-se. Se passou da conta e achou que deveria ter comido menos, pergunte-se o que deu errado. Por que comeu mais que deveria? Faça uma previsão do seu próximo comportamento e, antes de exagerar, repense o quão desagradável é esse sentimento de derrota para si mesmo, sabendo que o objetivo com a balança ficou mais longe. Não se culpe se errou, e tente melhorar para a próxima refeição.

50% das pessoas que tentam emagrecer têm sucesso, porém somente 1% mantém o peso perdido após 2 anos.

20
ENCONTRE
SEU INIMIGO

Episódios de ansiedade, festas, viagens, tentações, desânimo e vontade de jogar tudo para o ar são algumas dificuldades que iremos encontrar no caminho do sucesso para ter mais saúde, longevidade e um corpo novo. Você já passou por isso ou, pelo menos, conhece esses desafios. Mas, grande parte se depara com um inimigo muito maior e ainda não o percebeu: as pessoas à sua volta. É isso mesmo! Conhecidos, colegas, amigos e até os familiares mais próximos. Claro que não são todos, porém, uma boa parte. Quem nunca escutou: "Deixa de bobagem! Só hoje pode!"; "Você não vai comer nada? Não é possível!"; "Eu acho que esse regime não está dando resultado... você já emagreceu alguma coisa?"; "Vai comer só isso?". As pessoas nunca lhe ofereceram tanta comida quando você não estava em dieta. Mas, isso é um comportamento normal do ser humano. É bastante difícil aceitar o sucesso alheio. Até mesmo numa relação entre marido e mulher. Um pode jogar o outro para baixo.

Pegue isso como motivação. Mostre que é possível sim! Por isso, gosto quando as pessoas falam que não estão de dieta e comem de *tudo* que oferecem. *Tudo* quer dizer alimentos fritos, gordurosos ou doces. Mas, não significa comer muito. Invente alguma desculpa. "Não estou me sentindo bem..."; "Comi antes de sair de casa... tinha uma torta deliciosa e não resisti... agora não estou com fome".

Repare... Quando alguém vai bem no trabalho ou a empresa começa a crescer, quantas pessoas falam coisas absurdas à respeito. Julgam e justificam de forma até deselegante. Não pense que isso não acontece com você. Quando está emagrecendo, ficando mais bonito (a) e tendo destaque, as pessoas, sem querer, têm um pensamento negativo. Ao invés de tentar fazer o mesmo e se igualar, torcem para esse sucesso acabar. Se nivelam por baixo e, sem maldade, desejam que a pessoa volte ao patamar onde estava. Podem chamar de inveja, mas isso acontece sempre.

21
ENTRANDO EM DIETA

Existem, basicamente, dois tipos de comportamento durante a fase de uma dieta. No primeiro, o regime é seguido à risca. Tudo o que é proibido é eliminado. Por 3 meses, por exemplo, doce não faz parte da minha vida. Param de beber, de comer frituras e tudo aquilo que está escrito que não deve ser consumido. Às vezes, até evitam sair à noite para não exagerar. A visão permanece focada até atingir o peso proposto.

Um cliente, uma vez, espalhou que eu passava a dieta do miojo, pois essa era uma das opções para comer à noite, já que morava sozinho e não tinha tempo de preparar refeições adequadamente. Ele seguiu a dieta comendo miojo diariamente, emagreceu vinte e dois quilos e chegou rapidamente ao peso desejado. Todas as suas roupas estavam servindo. Após o período de sacrifício, como não aprendeu a se alimentar, voltou a comer o mesmo que normalmente e, como consequência, engordou outra vez. Ninguém consegue jantar a mesma coisa toda noite. Quem segue uma dieta na linha, sem cometer nenhum erro, a perda de peso é assim. Rápida e sem grandes desvios. O problema é que, na maioria dos casos, voltam a engordar. É impossível sustentar essa mudança por um longo tempo.

A segunda maneira de seguir é adaptando a dieta ao cotidiano. Por exemplo: seria ideal, pelo regime, beber um iogurte no lanche da manhã, mas por causa do local de trabalho é muito difícil; tente achar outra

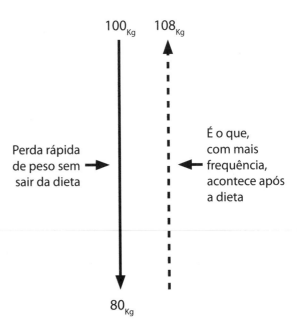

opção fácil e prazerosa que possa ser feita diariamente. Tomar sopa de legumes à noite seria uma das melhores opções para o horário, mas, muitas vezes, pela situação, é impossível ou gera muito trabalho. Seria muito bom levar uma fruta para comer no meio da manhã, mas sei que muitas pessoas não fariam isso por mais de um mês. Substitua, então, por alguma refeição fácil de ser feita e saborosa, mesmo que não seja a ideal. Procure lanches mais leves. Pão com manteiga é uma boa opção. Não sendo possível fazer uma boa refeição, também não faça a pior nem a pule. Se na lanchonete não tiver salada de fruta, não vá para a fritura. Procure outro alimento. Não radicalize nem para o bem, nem para o mal. Não deixe de fazer programas de que gosta por causa da dieta. Tente manter a vida social. Festas e encontros sempre vão ocorrer. É necessário aprender a se comportar nessas situações. Continue a ir aos churrascos e aniversários. Se gostar da picanha com gordura, não precisa evitá-la. Sinta o sabor e, simplesmente, coma menos. Apesar de gostosa, não necessita comê-la exageradamente. Em geral, erre um pouco. Desvie-se da linha. Cometendo um exagero e saindo do caminho do emagrecimento, repense. Volte para a linha. Quem faz isso, atinge o objetivo assim:

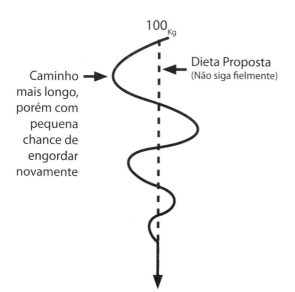

Saia da dieta sim, mas cada vez menos. Você chegará aonde quiser mais depressa que pensa e quando atingir o objetivo será fácil se manter.

Não volte a engordar. Se em uma festa você exagerou e se arrependeu por ter comido dez salgadinhos, na próxima tente melhorar e, comendo nove, já conseguirá uma vitória muito maior do que parece!

É claro que existem pessoas que perderam peso rapidamente e, para não engordar outra vez, fizeram mudanças no comportamento durante o período de manutenção, pós-dieta. Nesse caso, ficam com medo de engordar outra vez e, por isso, mudam lentamente. Às vezes, nem percebem isso. Outras chegam aos casos extremos, como anorexia, por pavor de voltar ao que eram antes.

Se você luta contra a balança e acha que existem *alimentos de dieta*, cuidado. Salada no almoço, presunto de peru no sanduíche ou alimentos *light* ou *diet* não são comidas para quem quer emagrecer. Tenha em sua geladeira um queijo *light* e uma muçarela. Pense antes de comer e opte por um deles para cada ocasião. Muitos falam: — agora vou ao supermercado comprar os alimentos prescritos na dieta. Quem faz isso provavelmente não vai conseguir manter o peso alcançado após o regime, se é que vai emagrecer. Muitas refeições, que fazemos todos os dias, são feitas de modo automático. Nessas, escolha o menos calórico. Quando tiver mais tempo e realmente for sentir o gosto e apreciar a comida, deixe o corpo escolher e, se for o caso, opte pela muçarela em vez do queijo cottage.

Para emagrecer, a quantidade é o fator mais importante. Já esqueceu a fila no supermercado e de quem fez cirurgia de redução do estômago? Pouco de uma comida gordurosa não engorda, mas muito de uma mais magra, engorda. Não é vantagem trocar um bombom por cinco laranjas. Cuidado com a quantidade!

Algumas vezes, quando acabo uma consulta, escuto: — posso começar na segunda-feira? — Ou, — vou iniciar amanhã porque preciso ir ao supermercado comprar os alimentos que estão escritos aqui. Quando isso acontece, vejo que o cliente não vai conseguir. Esta será somente mais uma tentativa... Onde está a mudança comportamental? Pode-se fazer dieta com qualquer comida! É só comer pouco. Existem duas vantagens nos alimentos *light* ou *diet*: você pode comer um pouco mais, pois são menos calóricos e possuem menos gordura, sendo menor a chance de acumulá-la no corpo. Portanto, a manteiga, o

Você combina com seu corpo. Ele é o reflexo de tudo que come, mas, ainda mais, ele reflete seus pensamentos, atitudes e personalidade. Quem emagrece e não percebe o que mudou, fatalmente engordará novamente, pois seu corpo combina com você. Para um novo corpo, algo irá mudar: o perfume, o estilo para vestir, o tom de voz, o otimismo, mas o mais comum é a confiança. Quando alguém olha para uma pessoa acima do peso, essa logo pensa: "o que está errado? Será que há alguma coisa feia em mim? Acho que está olhando para a minha barriga..." Após a perda de algumas medidas: "acho que gostou de mim..." TUDO MUDA! Para seu sucesso, perceba isto.

Vibre a cada vez que a calça ficar mais larga.

presunto, o pão, o suco, não precisam ser *diet*. É só ingerirmos menos. Melhor comer um pão de queijo do que cinco torradas *light*. O espírito da mudança comportamental não irá surgir depois de um final de semana.

Se você toma cerveja ou outra bebida alcoólica, não pare de beber porque está de dieta tentando emagrecer. Beba sim, mas coma menos para não formar fila no supermercado. Bebidas fazem diferença numa noite ou num churrasco. As festas podem ser melhores se você beber um pouco e não ficar escutando as famosas perguntas: — você não vai beber hoje? Só um pouco? Está de dieta? Mas, se você comer menos que o normal, não fará diferença. Irá aproveitar da mesma maneira. Intercale cada copo de bebida alcoólica com água, se possível gasosa, ou refrigerante dietético.

Vale a pena repetir: se for emagrecer para engordar outra vez, é melhor nem fazê-lo. Ficará mais difícil emagrecer da próxima vez, pois o metabolismo estará mais baixo, gastará menos calorias e o organismo torna-se-á mais eficiente em armazenar lipídeos. Há evidências de que até a glândula tireóide diminui sua produção hormonal quando perdemos 8% do peso corporal. O corpo fica cada vez pior com maior quantidade de gordura localizada e flacidez. O colesterol e a pressão aumentam. De que vale ficar pouco tempo magro? A frustração de ganhar o peso novamente é enorme. Todos os que falaram que você estava emagrecendo, vão dizer que também está, agora e mais uma vez, engordando. E, mesmo se não falarem, você irá achar que sim. *Esta é uma batalha que você pode vencer!*

Preste atenção: você é diferente com menos dez quilos no seu corpo. Suas atitudes são diferentes. Um sorriso. Um olhar. Confiança. Postura. A escolha de roupas para sair de casa. Tudo muda. Se você quiser emagrecer e permanecer magro, você tem que perceber isso: — em que eu era diferente? Dez quilos a menos mexem na sua personalidade! Note que alguma coisa irá mudar. Mesmo que seja mínima.

22
ESTABELEÇA SEUS OBJETIVOS POR ETAPAS

Tenho certeza de que, nos seus sonhos e pensamentos, já ganhou na loteria e se tornou um feliz milionário comprando e gastando tudo a que tem direito e realizando todas as suas vontades. Mas não se esqueça de que o mínimo que precisa fazer é jogar. E com relação a você, sua imagem, sua mente e sua saúde? A que ponto você quer chegar? Imagine-se lá da mesma maneira como já se imaginou um milionário. A vida será melhor? Com mais confiança? Menos vergonha? Agora trace suas metas para atingir seus objetivos. Mais uma vez, não faça mudanças bruscas da noite para o dia. Provavelmente, elas não irão durar.

Atividade Física

Você é fisicamente ativo? Ou seja, faz atividade física, ao menos, 4 vezes por semana por 40 minutos cada dia? Se não, como é possível fazê-la? Se for possível, acordar mais cedo ou começar a trabalhar mais tarde é uma boa. Os hormônios liberados e a ativação metabólica farão com que você se sinta mais disposto e produtivo durante o dia todo. Se deixar para fazer sua ginástica no final do trabalho, tome cuidado com o desânimo. Em academias, a frequência é, em média, 4 vezes por semana pela manhã e 3 à noite. Além disso, quem se exercita cedo tem maior chance de continuar por mais de cinco anos sem interrupções; quem faz à noite, tende a parar logo no primeiro ano. Muitas vezes, a rotina pesada do dia inteiro que acabamos de enfrentar, obriga-nos a descansar mais cedo, dando preguiça de exercitar. Cuidado com atividade física realizada perto da hora de dormir. A adrenalina liberada pode lhe deixar mais excitado ficando difícil pegar no sono.

Você sabia que somente 4% da população é fisicamente ativa? Por que, para ser fisicamente ativo, recomenda-se atividade quatro vezes por semana? Dentre outros motivos, porque a semana tem sete dias. Fazendo quatro, você tem mais dias em que faz ginástica do que dias em que não faz. Seu corpo, então, passa a pedir por isso. É só planejar: sábado, domingo, mais dois dias na semana. Você pode sim. Não me venha falar que não tem tempo.

Também sabia que mais de 90% das pessoas fisicamente ativas, há mais de um ano, não pretendem parar de praticar exercícios até o final da vida? É muito bom!

Quando questionadas se são pessoas felizes, 53% das ativas respondem que sim contra 36% das pessoas sedentárias. É realmente ótimo! A felicidade às vezes está mais perto do que se imagina e não em um carro ou num salário melhor.

Comece com uma caminhada de trinta minutos ou procure uma academia de ginástica agradável com profissionais graduados. No caso da caminhada, tente aumentar aos poucos a velocidade. Veja a distância total percorrida e, cada vez, caminhe mais gastando o mesmo tempo. Posteriormente, arrisque a correr bem devagar, se possível na mesma velocidade da caminhada, por um ou dois minutos. Depois, aumente o tempo da corrida por mais alguns minutos.

Uma maneira legal de verificar e melhorar seu desempenho é acrescentar um minuto de corrida a cada dois dias de atividade física. Quando estiver confiante para começar, corra um minuto e caminhe trinta e nove nos dois primeiros dias. No terceiro dia, corra dois minutos dos quarenta totais. Não precisam ser consecutivos. Pode-se correr um minuto, andar dez, correr mais um e continuar andando até que o tempo total seja completado. No final de três meses, estará correndo por um bom tempo. É claro que se você já tiver praticado outros esportes e estiver de bem com a balança, ficará bem fácil e a progressão poderá ser mais rápida.

Dia	Corrida	Caminhada
1 e 2	1 min	39 min
3 e 4	2 min	38 min
5 e 6	3 min	37 min
7 e 8	4 min	36 min
9 e 10	5 min	35 min
11 e 12	6 min	34 min
13 e 14	7 min	33 min
15 e 16	8 min	32 min
17 e 18	9 min	31 min
19 e 20	10 min	30 min

* Sugestão para quem está começando a correr e quer melhorar o condicionamento e gastar cada vez mais calorias.

Emagrecimento

Se estiver muito acima do seu peso e, consequentemente, longe do seu objetivo final, não se desespere. Vamos traçar a primeira meta real. Se você atingi-la, comemore e só depois trace a próxima. Estabeleça um tempo confortável e não programe mais de cinco quilos para a primeira etapa: 700 g por semana é uma boa medida, cinco quilos em sete semanas.

Já teve a curiosidade de colocar nas costas uma mochila com cinco quilos? É muito! Subir escadas, levantar da cama e fazer qualquer atividade diária torna-se difícil. Quando estamos acima do peso nem percebemos, mas, quando eliminamos esse peso é um alívio. Tudo fica mais fácil. Então, independentemente do quanto precisa perder, tire essa mochila das costas! Perca 5 quilos e não os ache nunca mais. Isto já é uma enorme vitória!

A meta também pode ser traçada em torno de uma roupa que não está servindo ou caindo bem. Experimente a cada dois dias e verifique que, toda vez, veste melhor e fica mais confortável. Não deixe de fazê-lo nos dias em que abusa na alimentação. Não há compensação, ou seja, "hoje eu comi muito... não vou nem pensar, amanhã vou fazer uma dieta restrita". A gordurinha já foi acumulada e, para tirar, é difícil, mesmo com o maior dos sacrifícios.

Se já deu um passo para frente, não dê outro para trás. Finque o pé, pois o próximo passo o levará mais perto dos seus objetivos. Os sacrifícios serão minimizados se você souber o porquê deles. Consiga comer aproveitando o alimento, de olhos abertos e conscientemente, e não como se ele fosse seu inimigo, devorando e colocando seus sentimentos de ansiedade enquanto come.

Se você ainda acredita em algum milagre que o fará atingir os objetivos com relação ao seu corpo ou espera que a ciência invente algo que faça com que você fique bem sem nenhum esforço, sente-se em um local confortável... Não há resultado sem mudança de hábitos e de atitude. Caso continue fazendo tudo da mesma forma que já fez, continuará tendo os mesmos resultados que sempre teve: emagrecendo e engordando.

Não há milagres. Assim como você é responsável pela glória do sucesso, também o é pela decepção do fracasso.

23
BOLA DE NEVE

Com certeza já assistiu a algum desenho animado em que havia uma bola de neve que descia a montanha rolando e aumentando de tamanho. É como enrolarmos uma fita métrica ou uma trena. Elas vão crescendo cada vez mais. Quando estamos acima do peso, nosso corpo age da mesma maneira. Um acontecimento leva ao outro e cresce com o passar do tempo. O problema torna-se cada vez maior!

Quanto estamos mais pesados, mais preguiça temos e menos energia gastamos, pois qualquer caminhar, levantar da cama ou da cadeira é difícil para nosso corpo. É como se carregássemos nas costas uma criança de vinte ou trinta quilos o dia inteiro. Imagine pegar alguma coisa no chão, subir escadas ou tomar banho assim. Inconscientemente e por mecanismos hormonais, o corpo pede para ficarmos mais quietos, pois tudo passa a ser difícil e custoso. *Repare: a maioria das pessoas acima do peso escora em qualquer lugar*. Com isso, o gasto calórico cai e, portanto, engorda-se mais facilmente. A autoestima diminui e permanecemos mais quietos. A ansiedade aumenta com a insatisfação. E ao extremo, o organismo libera hormônios que geram depressão para permanecermos mais parados com o metabolismo mais baixo. Traduzindo: mais quietos → menos atividades gerais e físicas → menos energia gasta → mais peso > mais desânimo e preguiça → menos autoestima → mais ansiedade → insatisfação e sensação de derrota → mais quietos → menos atividades gerais e físicas → menos energia gasta → mais peso... e assim por diante.

Isso precisa ser quebrado. Nesse caso, dê um mês para sua vida e comece a mudar. Faça tudo o que deve ser feito. Forçadamente, se necessário. Obrigue-se a caminhar no mínimo três dias na semana e faça um sacrifício na alimentação. Um mês! Como se fosse promessa ou quaresma! Corte algumas coisas sabidamente *engordativas*. Se, no final desse mês, você não estiver mais disposto com a vida e enxergando uma saída, dou-lhe razão para desistir. Mas, com certeza não será isso que irá acontecer, pois existe a bola de neve do bem. Vamos a ela.

Há um pequeno obstáculo para começar a rolar a bola do bem: você precisa levantar e agir. Para a do mal, é só ficar quieto, o que é mais fácil.

Quando fazemos atividade física, hormônios que geram prazer e bem estar são liberados na corrente sanguínea. Com isso, sentimo-nos bem dispostos e experimentamos a sensação de leveza e felicidade. Apenas com o aumento das atividades metabólicas e a diminuição da ansiedade, você começa a perder peso sentindo-se mais alegre e vitorioso. Ver as roupas ficarem mais confortáveis não tem preço. Com isso, começamos a ver a vida com outros olhos e tudo de bom começa a acontecer. Repare, o corpo pede por isso. Sequenciando: mais atividade física e cotidiana → maior gasto de energia → maior autoestima e satisfação com o corpo → mais hormônios que geram sensação de bem-estar e vitória → menos ansiedade → menos peso corporal → mais atividade física e cotidiana → maior gasto de energia... E a bola vai crescendo. Experimente essa sensação!

Para pessoas com depressão, as duas situações exemplificadas com as bolas de neve também podem ocorrer independentemente do peso. Quem sofre desse mal tende a ficar mais quieto. E quanto mais ficar, mais se quer ficar, e com isso o quadro se agravará. A rotina da imobilidade e inércia deverá ser quebrada e a atividade física torna-se essencial nesse processo de cura. Todos precisam se sentir mais bem dispostos e motivados. A incidência de depressão em pessoas acima do peso e em sedentários é, significantemente, maior.

24

Existe uma enorme polêmica acerca da queima calórica e da atividade física. Qual exercício gasta mais? Qual queima mais gordura? Em qual frequência cardíaca? Somente depois de 30 minutos? Quanto tempo tenho que fazer para dar resultado?

Quando realizamos qualquer atividade física, gastamos mais calorias do que em repouso. Lembra-se da torneira do balde? *Ela pode aumentar a vazão em mais de 1000%!* Então, responda o óbvio: ela ajuda ou não a emagrecer?

Os músculos esqueléticos e o cardíaco estão mais ativos e precisam de mais energia. É como se estivéssemos subindo em uma ladeira de carro. O consumo aumenta de dez quilômetros por litro para cinco quilômetros por litro. Se gastarmos mais, necessitaremos de mais, ou seja, o carro que *bebe* mais precisa ser mais reabastecido. Quem começa um exercício físico, obrigatoriamente, para não perder peso, tem que comer mais. Sem exceções!

Durante uma simples caminhada, importantes ajustes são feitos pelo nosso organismo na tentativa de fornecer energia e prolongar o exercício: o coração aumenta sua frequência, a corrente sanguínea desvia seu fluxo para determinados locais, glândulas alteram a produção de hormônios e o metabolismo aumenta, e gasta mais gorduras, carboidratos e proteínas. Agora vamos falar de cada uma dessas mudanças.

O aumento da frequência cardíaca:

Primeiramente devemos compreender por que o coração aumenta o ritmo dos seus batimentos.

Quando estamos prontos e vamos iniciar uma caminhada, a primeira coisa que acontece é o aumento da frequência cardíaca, mesmo antes do início da atividade. O corpo sabe que irá precisar de mais energia e, para fornecê-la, o coração precisa acelerar os batimentos. Mas, por que realmente? Existem muitos motivos para o coração acelerar:

Levar mais oxigênio do pulmão ao sistema muscular que está trabalhando e queimando mais energia do que em repouso;

Retirar o excesso de gás carbônico produzido na musculatura e levá-lo aos pulmões;

Levar a energia dos carboidratos e ácidos graxos do corpo para os músculos em atividade. Por exemplo, do fígado para os músculos dos membros inferiores, como ocorre em uma caminhada.

E não deixar que a temperatura do corpo se eleve bastante, suor.

Traduzindo: quanto mais intensa e rápida for a caminhada, mais oxigênio será necessário, mais gás carbônico precisará ser retirado, mais ácidos serão formados e neutralizados e de mais energia precisaremos, portanto, o ritmo cardíaco deverá aumentar.

Isso tudo foi detalhado para reafirmar o que vemos na prática: quanto mais intensa e cansativa for a atividade física, maior a frequência cardíaca e maior o gasto calórico. Por exemplo, caminhando, os batimentos devem ser menores que correndo, pois é mais fácil andar que correr.

A estatística do coração humano é fascinante:

- ele bate mais de 35 milhões de vezes durante um ano;
- é capaz de encher uma caixa d`água de 1000 litros em duas horas;
- traz sua própria energia através das artérias coronárias;
- durante a atividade física, pode encher um galão de água de vinte litros em um minuto e, em cada batida, um copo americano (135 ml).

É realmente fantástico!

Importante! Existe também uma correlação óbvia entre a intensidade da atividade física e a frequência cardíaca. Por exemplo: o coração de uma determinada pessoa fica, em torno de 140 batimentos por minuto (BPM) correndo numa velocidade de 9 km/h. Acelerando para 11 km/h, ela aumentará para 156 BPM. Se continuar com o mesmo nível de condicionamento, toda vez que estiver correndo num ritmo de 9 km/h seu coração estará em 140 BPM.

Para verificar a melhora do condicionamento físico é bem simples. O coração deverá ficar cada vez mais lento para a mesma intensidade: essa mesma pessoa estará mais bem condicionada fisicamente se seu coração estiver em 135

BPM, correndo a 9 km/h, em vez, de 140 BPM, como no exemplo anterior. Tendo um bom profissional ao seu lado, é possível conhecer em qual velocidade você está caminhando, correndo, pedalando, remando ou nadando, observando a frequência cardíaca. Também é viável, através de correlações, saber quantas calorias você gastou durante um determinado esforço físico.

As atividades físicas realizadas em pé, requerem uma frequência cardíaca mais elevada. As realizadas sentadas, como bicicleta ergométrica, a exigem um pouco mais baixa. Por sua vez, os atividades deitadas, como natação, são as que os batimentos cardíacos ficam mais baixos. O mesmo acontece sem o esforço físico; frequência mais baixa quando deitados e, mais elevada, quando de pé. Veja a comparação abaixo:

deitadas + 2 BPM = sentadas

sentadas + 3 BPM = de pé;

ou seja,

natação a 140 BPM tem, aproximadamente, o mesmo gasto que ciclismo a 142 BPM;

ciclismo a 142 BPM tem o mesmo gasto que corrida a 145 BPM.

Portanto, quando estiver na academia, saiba que, para gastar na bicicleta ergométrica a mesma quantidade calórica da esteira você deve estar a três BPM mais lento. Na mesma intensidade, todas elas têm o mesmo benefício para a saúde. A esteira não queima mais que a bicicleta, ou vice versa, depende da frequência cardíaca, intensidade. E se não tiver um medidor de batimentos, perceba em qual você fica mais cansado. Nesse, certamente, você gasta mais!

Distribuição do sangue

Curiosamente, não temos sangue para irrigar todos os órgãos e sistemas do corpo humano. Por isso, precisamos desviá-lo para as áreas que necessitam naquele determinado momento. Por exemplo, quando acabamos de comer, o

Não compare sua frequência cardíaca com a de outra pessoa. É um valor que varia muito de indivíduo para indivíduo. Evite seguir planilhas ou tabelas que generalizam o batimento cardíaco. Procure um bom professor e personalize seus treinamentos.

Enquanto estiver praticando qualquer esporte, sinta-se e perceba seu corpo. É mais importante do que qualquer coisa.

sangue se concentra na região do trato gastrintestinal e, quando nos exercita-mos, o fluxo sanguíneo torna-se maior nos músculos que estão trabalhando. Se já houver escutado que não devemos praticar atividade física após grandes refei-ções, isso tem fundamento. Imagine, estamos precisando de sangue no estômago para digerir a comida, e ao mesmo tempo, nos músculos. É impossível suprir a necessidade de ambos. Portanto, um sai prejudicado e, normalmente, é o pro-cesso digestivo, podendo gerar vômitos e outros grandes incômodos. Não é so-mente nadar que deve ser evitado após o almoço, e sim todos os esforços físicos. Em situações normais, o estômago e o intestino praticamente não são irrigados durante a realização de atividades físicas!

Também já deve ter percebido que após uma farta e gordurosa alimen-tação, cometendo excesso, ficamos sonolentos e com vontade de dormir. Isso se deve pela diminuição do fluxo sanguíneo no cérebro. Faz com que ele entre em marcha lenta, diminuindo sua velocidade de processamento! Recebe menos energia e não pode funcionar a pleno vapor. Se você for fazer alguma prova ou outra atividade que exija concentração, cuidado com as grandes refeições. Não vá à uma aula após ter comido bastante. O rendimento certamente será pior.

Redistribuir o fluxo da corrente sanguínea é uma das adaptações mais magníficas do corpo humano. Em tempo quente, suamos mais para resfriar a própria máquina contra o aquecimento. Suar significa que o sangue está sendo desviado para a pele, pois é dele que vem a água que transpiramos. Por esse mo-tivo, algumas pessoas com pele clara ficam avermelhadas quando fazem exercí-cio físico. Além de abastecer os músculos, o coração também é fundamental para a manutenção da temperatura corporal, termorregulação.

A alteração da temperatura corporal é o que mais causa mortes e des-maios durante a prática de esportes. Fazer ginástica com blusa de frio ou plás-tico no corpo, como era usado antigamente, é um dos maiores atentados contra

Suar muito ou pouco nada tem a ver com perda calórica. Se uma pessoa sua bastante, não significa que ela gasta mais calorias. Em temperaturas mais quentes, apesar de suar-mos mais, gastamos menos energia. Portanto, no frio o metabolismo aumenta fazendo com que queimemos mais calorias.

Normalmente, no inverno optamos por comidas mais calóricas, como caldos, canjica... Pois o metabolismo acelera.

o próprio organismo. Perde-se peso pela eliminação de água e, consequentemente, pela diminuição do volume de sangue no corpo. *Pode-se diminuir até dois quilos após a atividade física, mas essa perda é de líquidos corporais e não de gordura.* Com isso, o coração precisa bater mais rapidamente e bombear o líquido agora muito mais grosso e viscoso. Toda situação de aumento da temperatura corporal e elevação do ritmo cardíaco pode levar ao óbito. Cuidado com atividade física no verão, quando faz mais calor e o tempo fica mais úmido devido às chuvas e, do mesmo modo, com a prática de exercícios em água quente. Nós suamos muito em piscinas com água acima de vinte e sete graus, embora muitos acreditem que isso não aconteça. Hidrate-se bastante antes e durante a atividade física. Exercitar-se em condições adversas pode matar.

Em temperatura mais baixa, o rendimento físico é bem melhor do que em ambientes quentes. O sangue não precisa ir para a pele e, com isso, o fluxo nos músculos ativos aumenta, fornecendo mais energia. O coração bate menos, pois não se perde tanto volume sanguíneo. A produção de lactato é menor. Os recordes de provas longas, como maratonas, não são batidos no calor e sim em temperaturas mais amenas.

É normal encontrarmos temperaturas corporais consideradas febris quando nos exercitamos. 38 graus centígrados é absolutamente normal. Mas, não se preocupe, isso é esperado até certo ponto. O trabalho do corpo aumenta e, com isso, a produção de calor.

Você sabia? Somente 25% das calorias que ingerimos são transformadas em energia propriamente dita. O resto é para produzirmos calor e mantermos a temperatura corporal.

Muito cuidado com a realização de exercícios físicos se estiver resfriado ou saindo de gripe. A temperatura corporal poderá subir acima do normal e causar sérios danos à saúde. Nosso termostato perde sensibilidade e eficiência! Portanto, não distribuímos o fluxo sanguíneo adequadamente e a atividade física torna-se perigosa.

Queima de gordura

Vamos falar primeiramente da variável tempo, ou seja, da duração da atividade física. Algumas afirmações são verdadeiras e não dão direito a dúvidas ou mitos:

1- Queimamos gordura desde o primeiro minuto da atividade física;

Não é a gordura, como escutamos, a última a ser queimada. E no nosso corpo, não há válvulas que regulam o metabolismo: agora gastamos carboidrato, glicogênio, depois gordura, após isso, proteína. Não é dessa maneira! Tudo acontece simultaneamente! Só variam as porcentagens que esses nutrientes são gastos, mas todos são consumidos durante um esforço físico. É impossível fazer qualquer atividade física sem queimar proteínas musculares. Para não perdê-las, a reconstrução tem que ser maior que a queima, portanto, alimente-se bem após a atividade física. Nessa hora, evite refrigerantes, salgados, frituras...

Existe uma grande confusão na interpretação de uma descoberta científica feita há muito tempo: quando o exercício prolonga-se, em torno de trinta minutos, nosso corpo libera um hormônio chamado cortisol. Isso gerou o mito de só gastarmos gordura depois de trinta minutos de atividade física. Na realidade, a presença desse hormônio na corrente sanguínea faz com que gastemos ainda mais gordura. A sensação física é que, após meia hora, temos mais energia. A atividade fica mais fácil e até podemos aumentar a intensidade. É o chamado BUM! Quem pratica corridas e ciclismo já deve ter sentido isso, parece que, depois de 30 minutos, entramos no automático e a atividade torna-se mais prazerosa e fácil.

Escutamos e lemos em revistas que começamos a gastar lipídeos depois de 30 minutos de atividade física. Mas, o correto seria: queimamos desde o início e, após trinta minutos, otimizamos e aumentamos o gasto de gordura ainda mais. Isso acontece como uma resposta natural do organismo humano, que não sabe por mais quanto tempo estará em esforço e, por isso, cria condições hormonais para a utilização da gordura, que é o substrato energético mais abundante no corpo. Temos em estoque o suficiente para a realização de mais de um dia inteiro de atividade física. São mais de 10.000 kcal! Vale a pena lembrar que a queima não é local, e sim sistêmica, ou seja, no corpo inteiro! Portanto, não perdemos gordura localizada. Se corrermos não vamos gastar somente a gordura da perna!

Fazer abdominais não diminui a barriga!!! Nenhum exercício queima gordura localizada. O gasto de gordura ocorre no corpo inteiro, independentemente do exercício físico.

Não há exercício que diminua aquela gordurinha localizada. Para isso você deve emagrecer e parar de exagerar na alimentação.

Se o intuito for emagrecer ou definir, a atividade física poderá ser até fracionada ao longo do dia, por exemplo: vinte minutos de caminhada pela manhã, e vinte minutos à noite, ir e voltar ao trabalho ou ao banco a pé. Somam-se quarenta minutos, e isso já está ótimo. Se puder fazer mais vinte minutos na hora do almoço então... O gasto calórico da atividade, mesmo que por pouco tempo, é alto e irá dar mais disposição no dia a dia. Subir escadas também vale a pena, mesmo que sejam três andares!

2- O gasto calórico varia com o tempo e a intensidade;

Existe um custo benefício entre tempo e intensidade da atividade física. Para entendermos perfeitamente intensidade: levantar um saco de arroz de 10 kg é mais intenso que de 5 kg. Correr a 10 km/h é mais intenso que a 8 km/h, que é mais que caminhar. Agachar com 20 kg nas costas é mais do que sem peso algum. Portanto, quanto mais difícil e maior a intensidade da atividade física, mais energia gastaremos.

Existe outra variável metabólica que é bastante importante e injustamente esquecida na prescrição de dietas ou na indicação do tipo da atividade física: o gasto calórico pós-exercício. Quando acabamos de fazer qualquer ginástica e vamos para casa ou para o trabalho, queimamos, em algumas próximas horas, mais energia do que o normal. O metabolismo não volta imediatamente ao gasto basal de repouso. Ele ainda continua acelerado. Quanto mais intenso for o esforço físico, por mais tempo após o término gastaremos mais calorias e, principalmente, mais gordura. O corpo demora a se recuperar. Portanto, se tiver que acontecer, é uma boa hora para exagerar na alimentação!

Para uma pessoa de 70 quilos, correr 10 km em uma hora em percurso plano, consumiria, aproximadamente, 690 kcal. Se aumentasse a velocidade da corrida e completasse o percurso em 50 min., gastaria 730 kcal. Menos tempo, mais caloria! Ainda existe uma considerável diferença após o término da corrida: quem correu em 50 minutos consome mais energia e por mais tempo. É bastante vantajoso melhorar o condicionamento para conseguir gastar cada vez

Correr mais de 10 km, ou fazer alguma atividade física com gasto calórico semelhante, permite que você dê uma escapulida na dieta habitual, desde que seja até 3 horas após o término da atividade física. O metabolismo aumenta bastante. Portanto, faça atividade física aos finais de semana ou antes das festas...

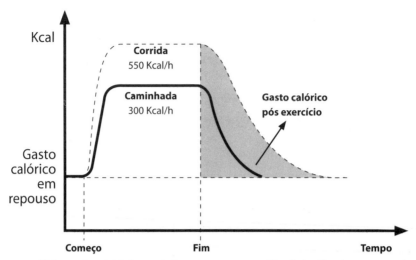

* O gasto calórico após atividades mais intensas, como corrida, é significativamente maior do que em atividades de baixa intensidade, como caminhada. Quanto melhor seu condicionamento, mais você é capaz de aumentar seu metabolismo após um exercício físico.

mais calorias! *Musculação não tem um alto gasto calórico enquanto é feita, mas mantém alto o gasto calórico pós-atividade e com alta perda de gordura.*

Então, se você quiser emagrecer, comece melhorando seu condicionamento físico. É muito importante para gastar mais calorias durante o dia e as chances de sucesso no regime aumentam bastante.

Falaremos agora de um assunto que gera muita polêmica: perda de calorias e nutrientes durante a atividade física.

Como já foi visto, energia e caloria são sinônimos e vêm dos carboidratos, proteínas e gorduras. Então, se nos referirmos à queima de gorduras, estamos falando em perda de calorias. É a mesma coisa! Muitos acham que perder caloria é uma coisa e gordura é outra. Não! Colocamos dez litros de álcool e dez de gasolina em um carro flex. Os dois combustíveis são usados e queimados simultaneamente. Não tem como gastar outra coisa que não seja o álcool ou a gasolina. Nosso corpo também é assim. Gastamos calorias como o carro gasta combustível. Traduzindo: combustível = álcool + gasolina; caloria ou energia = carboidrato + proteína + gordura.

Ainda, cito o exemplo do carro para elucidar outro pensamento próprio dos "achismos" populares: não é possível utilizar somente um ou dois combustíveis. Todos são gastos em todas as situações. Dormindo ou se exercitando, gastamos sempre carboidratos, proteínas e gorduras. Não gastamos gordura após um determinado tempo de atividade física, e nem existe um nutriente que seja queimado primeiro para depois o outro entrar no processo. Não é carboidrato depois gordura. O que muda, de acordo com diversas situações, é a proporção que eles são gastos. É como se o carro, na hora que acelerássemos, gastasse mais gasolina que álcool. Nosso corpo pode privilegiar o gasto de algum nutriente de acordo com diversas variáveis. Podemos, então, gastar mais carboidratos ou gorduras dependendo da situação. Como as proteínas não representam mais de 2%, vamos esquecê-las por um tempo e fixar o raciocínio em carboidratos e gorduras.

O que mais influencia a proporção do gasto de carboidratos, proteínas e gorduras é a intensidade do que estamos fazendo. Quando o esforço físico é pequeno, ficar sentado, caminhar... Queimamos pouco carboidrato e priorizamos o gasto de gordura. À medida que o esforço aumenta, como numa corrida, mesmo gastando mais gordura, os carboidratos tornam-se cada vez mais importantes.

Relembrando que quanto mais alto os batimentos cardíacos, maior a intensidade do esforço físico.

Quanto maior a intensidade, maior o gasto calórico tanto de gordura quanto de carboidrato. Portanto, é inverídica a informação que acima de 150 batimentos não queimamos gordura.

Em geral, gastamos mais gordura que carboidrato. Somente no início do exercício e quando a intensidade é bastante alta, a queima de carboidrato supera a de gordura.

Bom, o que fazemos na vida de forma menos intensa é dormir. Os batimentos cardíacos devem estar o mais baixo possível. E, com isso, o metabolismo também está baixo, gastando o mínimo de gordura, carboidratos e lipídeos. O carro está em ponto morto.

Vamos imaginar uma atividade intensa. Precisamos agora estabelecer o tempo em que será executada. Vamos adotar cinco minutos. Nesse tempo, podemos nadar, correr ou remar no ritmo mais forte possível de tal modo que no final dos minutos estejamos mortos de cansaço. Isso é uma atividade muito intensa. O metabolismo está bastante alto e gasta o máximo de proteínas, carboidratos e gorduras. O coração está em ritmo acelerado para suprir toda a demanda metabólica.

Dados os dois exemplos, dormir e fazer atividade intensa por cinco minutos, vamos explicar a diferença do gasto dos nutrientes. Será que gastamos mais gasolina ou álcool?

Em proporção, quanto menos intenso for o que fizermos, mais gordura gastaremos. Para facilitar numericamente, suponha que uma pessoa enquanto dorme, gaste 100 kcal por hora. Cerca de 95% vem da gordura e 4% do carboidrato. O resto, para completar a soma de 100%, é de proteína. Bom: 95 kcal de gordura + 4 kcal de carboidrato + 1 kcal de proteína = 100 kcal por hora.

Passamos a ficar em pé. O metabolismo aumenta devido à contração dos músculos que sustentam o esqueleto. O coração acelera um pouco. A mesma pessoa, por estar em pé, gasta 120 kcal por hora, ao contrário das 100 kcal quando estava dormindo. Bom, destas 120 kcal, agora 93% são de gordura e 6% de carboidratos. Não se esqueça de que o resto é proteína e estamos considerando que ela não varia.

Assim temos: 111,6 kcal de lipídeos + 7,2 de carboidratos + 1,2 kcal de proteína.

Note que se gastam mais calorias de gordura, carboidrato e proteínas. Mas, menos gorduras em proporção ao metabolismo total: dormindo são 95%, e em pé 93%.

Por esses números, provamos que é impossível alguém perder mais de 1,5 kg de gordura por semana se não praticar atividade física: para diminuir 1 kg de gordura corporal, necessitamos perder 7700 kcal. Um indivíduo com 70 kg de massa corporal gasta, aproximadamente, 65 kcal por hora de gordura, que equivalem a 8,4 g por hora; logo, 8,4 gramas X 24 horas = 201 gramas de gordura por dia ou 1,4 kg por semana. Se você escutar alguém falar que perdeu mais que isso na semana, é sinal de que, certamente, perdeu músculos também.

Agora o exemplo é com a pessoa caminhando numa velocidade de 4,0 km/h. Quem já caminhou nessa velocidade na esteira sabe que é bem fácil e tranquilo. Porém, é mais difícil que ficar em pé ou dormir. O ritmo do coração e o metabolismo aumentam gastando mais calorias e nutrientes. A proporção é a seguinte: 88% de gordura, 11% de carboidrato e 1% de proteína. Mas, agora, o indivíduo está gastando 400 kcal por hora.

Somam-se, então: 352 kcal de lipídeos + 44 kcal de carboidratos + 4 kcal de proteína.

Observe que a porcentagem de gordura diminuiu de 95% para 88% e estará cada vez menor à medida que a intensidade da atividade física aumentar. A participação do carboidrato sobe e ficará cada vez maior. Mas, o mais importante é o valor absoluto de calorias gastas: dormindo, são 95 kcal de gordura; em pé, são 111,6 kcal; e caminhando, 352 kcal. Gastamos cada vez mais gordura e carboidrato à medida que aumentamos a intensidade do esforço físico.

É lógico que, se o objetivo é emagrecer, caminhar é melhor que ficar em pé ou dormir, pois se gasta mais gordura.

Vamos aumentar a intensidade ainda mais. Agora uma corrida na velocidade de 8 km/h. O coração precisa aumentar sua frequência de batimentos, pois a exigência metabólica é maior, já que é mais difícil correr que andar. Quanto mais intensa a atividade, mais elevado será o número de batimentos por minuto. Dessa maneira, o indivíduo gastará 800 kcal por hora. Dessas, 600 kcal vêm da gordura (75%), 192 kcal do carboidrato (24%) e 8 kcal da proteína. Quanto mais calorias forem gastas numa ginástica, melhor para o condicionamento e para emagrecer. Responda então: para emagrecer, você prefere perder de gordura 600 kcal, 352 kcal, 111,6 kcal ou 95 kcal? É lógico que 600 kcal. Quanto mais, melhor! Realmente, correndo, a porcentagem de gordura do gasto total é menor, mas, mesmo assim, correr é melhor para emagrecer, já que o número total de calorias perdidas é maior. Isso é o que importa. A proporção não interessa. Você prefere ganhar 50% do salário do seu patrão ou 100% do seu? Se ele ganhar mais do que o dobro que você, é melhor ganhar 50% do salário dele. Você ganhará mais dinheiro. 95% de 100 é muito menos que 88% de 400 que é ainda menos que 75% de 600. É comum algumas pessoas se confundirem com esses números.

Uma regra simples: quanto maior a intensidade de uma ginástica e, consequentemente, os batimentos cardíacos, mais gastamos calorias e gordura. Simples assim.

Atividade, pessoa com 100kg	Calorias totais perdidas por hora	% do gasto de gordura	Gorduras totais queimadas
Dormir	80 kcal	95%	76 kcal
Ficar de pé	100 kcal	93%	93 kcal
Caminhar 4 km/h	400 kcal	88%	352 kcal
Correr 8 km/h	800 kcal	75%	600 kcal

A corrida de 100 metros rasos, assim como 50 metros de natação, são duas das atividades com maior gasto calórico que existem. Aproximadamente 2 kcal por segundo são despendidas pelo corpo. Queima-se tanto que o atleta não consegue correr mais 5 segundos na mesma velocidade, pois o organismo não é capaz de fornecer essa quantidade enorme de energia. Mas, uma corrida de 100 metros dura somente 10 segundos. Então, gastam-se bastantes calorias, porém, num curtíssimo intervalo de tempo. Se o corredor conseguisse manter essa alta velocidade por uma hora, seriam mais de 4000 kcal. O corpo humano não consegue fornecer isso. É como se uma fábrica de automóveis produzisse, no máximo, 10 unidades por dia e, de repente, recebesse um pedido para 30 carros para o dia seguinte. Isso não é possível. Nosso corpo tem um limite de produção e gasto de energia. *Produzir e gastar energia é treinável!! Quanto melhor o condicionamento, mais o corpo consegue gastar energia!!! Melhore seu preparo físico e emagreça mais facilmente!!!*

Vamos a outro exemplo extremo: maratona. Um atleta maratonista corre durante 2 horas e o velocista somente por 10 segundos. Obviamente, uma maratona consome muito mais energia do que uma corrida de 100 metros. Queima-se menos energia por segundo numa corrida longa, mas a duração é muito maior. O custo benefício para perda de peso é melhor. São mais de 2000 kcal para completar uma maratona. Mas, elas são produzidas e fornecidas em mais de 2 horas. Assim, o organismo humano é capacitado a fornecê-las.

Um carro de Fórmula-1 é veloz. Um tanque de gasolina dura em média 300 km ou 90 minutos. Um carro 1.0, com o mesmo tanque, é capaz de percorrer 500 quilômetros. Ou seja, o custo e benefício para uma longa viagem é bem melhor.

Para queimar mais gordura, corra cada vez mais rápido, pedale cada vez mais e aumente a intensidade de tudo que faz. Se você tiver 30 minutos, dentro do seu limite, faça o mais rápido e intensamente possível. Essa é a maneira que mais emagrece.

Com a melhora do seu condicionamento físico, você é capaz de gastar mais calorias!

Se você tiver 30 minutos para se exercitar e quiser emagrecer, faça-o o mais intensamente possível. Assim como o carro de Fórmula-1, você gastará muito mais calorias.

A zona alvo de treinamento representa esse custo e benefício, isto é, um tempo suficientemente longo e uma intensidade da atividade física relativamente alta. Caso aumente o esforço acima dessa zona, irá se cansar rápido e, como consequência, interromper o gasto calórico. Ou, abaixo dela, irá ficar muito tempo fazendo um determinado exercício, bicicleta ergométrica lendo revista, por exemplo, mas sem muita eficiência.

Existe, então, um custo e benefício entre tempo e intensidade da atividade física. E, com isso, entramos no assunto da famosa zona cardíaca alvo de treinamento. Qual deve ser a frequência cardíaca para a atividade física?

Com um bom programa, musculação pode fazer com que você queime mais calorias do que com uma corrida.

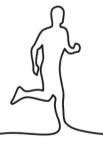

25
ZONA ALVO
DE TREINAMENTO

A zona alvo nada mais é do que uma faixa de batimentos na qual conseguimos gastar bastante energia, por um bom tempo, durante a atividade física. Se fizermos uma corrida constante de 40 minutos abaixo da zona alvo, para o gasto calórico e para o condicionamento, não será tão eficiente. E, acima dela, seria impossível completar os 40 minutos, pois cansaríamos antes de completar o tempo total. Portanto, é a relação de custo e benefício do corpo humano, em mais de 30 minutos de esforço físico, numa atividade constante.

É bom sempre fazer atividade física com cardiofrequencímetro, relógio que mede os batimentos do coração. Mas, não se preocupe tanto com o ritmo do seu coração, desde que não tenha problemas cardíacos. Sinta-se! Através da sua percepção, você é capaz de medir o nível do seu esforço. Se conseguir permanecer até os últimos minutos do seu treino acima da zona alvo, faça o para melhorar seu condicionamento. Não fique tão preocupado.

As atividades intervaladas são aquelas em que a intensidade aumenta e diminui, cansamos e descansamos. Há intervalo para descanso. A frequência cardíaca, nos picos de esforço, deverá sempre ultrapassar essa zona alvo. Do contrário, o treinamento não faria sentido algum. Seria melhor manter-se dentro dos batimentos estipulados durante todo o treinamento. E repito, exceder a zona cardíaca alvo não significa que deixa de queimar os nutrientes, carboidratos, proteínas e gorduras, aliás, você queima muito mais.

A prática de esportes como tênis, squash, futebol, basquete e praticamente todos os esportes similares são atividades físicas intervaladas e a frequência cardíaca ultrapassa a zona alvo. Isso é absolutamente normal! Jogar futebol sem exceder essa faixa de batimentos é impossível.

Em atividades constantes como corrida, remo ou ciclismo, convém respeitar a zona alvo. Se os exercícios que você pratica são intervalados, não dê muita importância aos batimentos cardíacos para gerir seu esforço. Use também sua percepção.

Aulas comuns em academias como jump, pump e spinning devem ultrapassar a zona alvo. Elas são extremamente intervaladas, pois mesclam momentos quando cansamos e outros em que descansamos. Lembrando mais uma vez que elas queimam bastante gordura e carboidrato e que, além disso, as atividades que são mais intensas ou intervaladas geram um gasto maior de energia após o término. Ultrapassar a zona alvo é bom para aumentarmos o metabolismo pós-exercício, melhorar o condicionamento físico e o desempenho.

Calcular o gasto calórico nesses tipos de atividade é bastante difícil, pois, nos períodos de descanso, há uma perda de energia significativa que, geralmente, não é levada em consideração.

Para calcular a zona alvo real devemos fazer um teste espirométrico ou de lactato sanguíneo. Como esses testes não são tão usuais, existe uma maneira de estimar estes limites de batimentos cardíacos. A forma mais utilizada, inclusive por relógios cardiofrequencímetros, para calcular a zona alvo é:

220 – idade X 0,85 – para o limite superior;
220 – idade X 0,7 – para o limite inferior.

*Procure um profissional graduado para melhor informação.

Afirmação: Quanto mais intensa for a atividade física mais calorias gastamos, consequentemente, melhor para emagrecer.

É como se a ladeira que o carro subisse fosse a mais íngreme possível. Mais combustível é gasto. Quanto mais difícil for, mais calorias gastaremos e ponto final! Não existe frequência cardíaca em que gastamos mais. O correto é: quanto mais alta a frequência cardíaca, mais energia gastaremos. O que se diferencia é a proporção do consumo dos substratos energéticos. O gasto de carboidratos, proteínas e gorduras é que varia de acordo com a intensidade da atividade física, como já vimos.

Para os iniciantes e não tão bem treinados, muito cuidado! Comece sempre devagar e não exceda na intensidade. Tenha, em mão, um cardiofrequencímetro, respeite seus batimentos e fique sempre alerta às subidas bruscas desse número. Alguns iniciantes podem ter uma elevação súbita dos batimentos e um retorno à frequência de repouso bastante lenta.

26
NÚMEROS
METABÓLICOS

É muito fácil calcular o quanto gastamos de caloria. Mas, comer o equivalente ao valor obtido não significa que vamos engordar ou emagrecer. Depende das situações de engorda vistas anteriormente: jejum, exageros, quantidade de gordura da alimentação, índice glicêmico do alimento e beliscar.

A via direta é mais fiel para calcularmos o metabolismo. Existe um aparelho espirométrico que analisa e correlaciona os gases que inspiramos e expiramos, conseguindo nos fornecer o valor calórico gasto através de carboidratos e gorduras. Esse teste está disponível em clínicas e hospitais na maioria das grandes cidades brasileiras. Existe também um teste em esteiras chamado ergoespirometria, porém, o protocolo mais utilizado nesse teste faz com que os pacientes se cansem em pouquíssimo tempo. Aumenta-se rapidamente a velocidade e inclinação da esteira, objetivando o esforço máximo em alguns minutos, até que seja impossível continuar. Dessa maneira, o organismo não entra em um estado estável e não gasta gordura de maneira eficiente. As moléculas de lipídeos são extremamente grandes e fornecem energia para atividades que daríamos conta de permanecer mais de 15 minutos com a mesma intensidade. Como já falamos, em exercícios intensos e com curta duração, como nesse teste, é impossível que a gordura seja queimada com eficiência, portanto, ele não é bom parâmetro para análise do gasto de nutrientes.

A via indireta mais correta para estimarmos o quanto de energia estamos gastando é bastante simples:

1- Primeiro passo: encontre seu MET, dado em repouso.

MET = 1 kcal/kg de peso corporal x hora

Exemplo:

1 pessoa pesa 70 kg. O MET é 70 kcal/h. Como o dia tem 24h podemos dizer que gastamos 70 x 24 = 1680 kcal por dia em repouso.

2- Segundo passo: multiplique pelo fator de correção e de atividade física do MET

Atividade, durante uma hora,	Fator de correção
Ficar sentado	1,2
Caminhada, 5 km/h	4,6
Corrida, 9 km/h	8,6
Corrida, 12 km/h	11,9
Futebol de campo	8,8
Natação	8,2
Spininng	9,1
Musculação	4,3
Pular corda	10,9

*Os valores acima são médias obtidas em diversos testes.

Apesar de essa ser a melhor maneira de calcularmos o gasto calórico para diversas atividades físicas, não significa que todas as pessoas com 70 kg que fazem spinning por uma hora gastem 637 Kcal. Um aluno iniciante não queima mais que metade desse valor. O corpo precisa ser treinado para conseguir produzir essa enorme quantidade de energia em tão pouco tempo. Assim como um atleta profissional do mesmo peso, fazendo uma aula dessa modalidade, despende mais que 637 Kcal. O processo de condicionamento físico é demorado e trabalhoso. Por isso, muitos desistem no meio do caminho. "Agora vou começar correr". Em mais dois meses... desistem.

Como muitos pensam, o nosso organismo não se acostuma com uma atividade e para de gastar calorias quando a praticamos. Já escutei que, quando uma pessoa faz frequentemente a mesma caminhada, na mesma velocidade, pelo mesmo percurso, isso não faz mais efeito. Esse pensamento não tem fundamento nenhum. Dessa maneira, se você fizesse sempre o mesmo percurso de carro para o trabalho, ele não gastaria combustível nesse trajeto. Raciocinar dessa maneira com relação ao corpo humano é o mesmo absurdo do exemplo do automóvel. Sempre que você quiser deslocar sua massa por uma determinada distância terá que gastar energia, mesmo sem cansar.

> Antes de começar a praticar atividade física, procure um bom profissional e peça para ele que programe sua evolução: - como estará meu condicionamento ou meu peso em 30 dias se seguir esse planejamento?
>
> Planejar e colocar metas é fundamental para sua motivação e resultado!

27

MUSCULAÇÃO, MASSA MUSCULAR E QUEIMA DE CALORIAS

É comum encontrarmos pessoas que, quando querem emagrecer, procuram academia e são direcionadas para esteira ou bicicleta. Realmente, fazer esse tipo de atividade gasta bastantes calorias e ajuda no processo de perda de peso. Mas, seria válido fazer exercícios com pesos também? Reafirmando ainda que, quanto mais bem condicionada for a pessoa, mais calorias e gorduras serão gastas. Vale a pena, então, tentar correr cada dia mais rápido e pedalar com maior intensidade. Gastar bastantes calorias fazendo bicicleta sem cansar, lendo revista, por exemplo, é impossível. Portanto, acelere seu ritmo!

A musculação, contrariando o que muitos pensam, tem um bom gasto de calorias. A musculatura trabalhando contra a resistência de um peso precisa de muita energia para se contrair e deslocar a carga. A hidroginástica e a natação trabalham contra a resistência da água e, também, podem ter um elevado gasto calórico se feitas com esforço.

Devemos, então, avaliar o custo e benefício da quantidade de peso e do número de repetições que necessitamos trabalhar. Para emagrecer, é melhor fazer séries curtas, de seis a quinze repetições com mais peso, ou séries longas, com mais de vinte repetições e pouco peso? Para responder, iremos analisar o que acontece com a musculatura, pois os dois tipos têm benefícios diretos e indiretos na perda de gordura. Pense, após entender, qual das séries se encaixa para você.

Quando fazemos séries curtas com mais peso, estamos visando basicamente a dois objetivos: ganho de tecido muscular e força. Os músculos são densos e pesados, então, se malharmos e aumentarmos o tamanho deles, ficaremos mais pesados e, se você relembrar a fórmula do MET vista anteriormente, verá que quanto mais pesados, mais energia gastaremos. Em geral, homens são mais pesados que mulheres e esse é um dos motivos para que eles gastem mais calorias. Se forem do mesmo peso o gasto é semelhante. É bastante comum um aumento da massa nos primeiros meses de academia. Se não perdermos peso de gordura, ele irá subir. Suponha que ganhamos dois quilos de músculos. Para a balança não marcá-los, dois quilos precisarão sair de outro lugar. Que bom se fosse da gordura! E é isso que normalmente acontece. Quando trocamos massa muscular por gordura, temos a impressão correta de que nosso corpo está mais durinho e fininho! Quando um aluno entra na academia e faz ginástica por um mês, muitas vezes as calças ficam mais largas e o peso na balança não muda. O que aconteceu foi que ele perdeu dois quilos de gordura, diminuiu medida, e ganhou dois quilos de músculos. Aí 2 – 2 = 0. A balança não muda! Observação: massa gorda, tecido adiposo, não se transforma em massa muscular. Precisamos eliminar a gordura e construir músculos. Esses dois processos são independentes. Gordura não enrijece! Ela sempre tem a mesma consistência, mesmo fazendo exercícios.

Vamos analisar novamente a fórmula do metabolismo: 1 kcal por quilo por hora. Já que o dia tem 24 horas e não podemos mexer nisso, só nos resta alterar nosso peso. Ou seja, quanto mais pesado estivermos, mais energia gastaremos. Uma pessoa que pesa 60 kg, gasta 60 kcal por hora. Outra que pesa 80 kg, gasta 80 kcal por hora, mesmo ela sendo forte ou gordinha. O tecido muscular não é muito mais ativo em repouso como muitos pensam. A grande diferença é que, quando fazemos ginástica e temos mais músculos no corpo, mais energia podemos ingerir sem que elas sejam acumuladas em gordura. Gasta-se o mesmo, mas pode-se comer mais e não engordar. O supermercado (corpo) de quem tem maior massa muscular tem mais caixas e, consequentemente, menos filas. Em vez de as calorias irem para a barriga, irão para os músculos.

O metabolismo de uma pessoa que está deitada não tem grandes variações com a porcentagem de gordura corporal e de massa muscular. Depende principalmente do peso. Suponha que, com a musculação, você adquiriu 4 quilos em músculos. É ótimo! São 4 kcal a mais por hora.

Se alguém entrar na academia para aumentar o metabolismo em repouso, está sendo enganado. Isso só acontece, como já falamos, com o aumento de peso e no pós-atividade física.

Quando você começa a praticar atividade física, principalmente exercícios com peso, é comum o peso corporal aumentar. Já vi pessoas até desistirem da academia por causa disso.

Se seu peso aumentar e a calça jeans não apertar, ache bom, pois é sinal de que seu metabolismo diário está subindo e você está emagrecendo mesmo sem o ponteiro da balança diminuir.

Concluindo: séries curtas, de 6 a 15 repetições, ajudam a emagrecer pelo provável aumento da massa corporal e pelo próprio gasto calórico da musculação. A melhor maneira de notar a variação do peso, fazendo academia, acontece quando ficamos afastados por algum motivo e não alteramos a alimentação. A balança, após uma semana, tende a marcar menos, lembrando que isso ocorre quando fazemos séries curtas com bastante peso. Nesse período, perdemos massa muscular. Por esse motivo, escuto frequentemente: não vou malhar mais, pois parei uma semana por problemas no trabalho e perdi 1 quilo. Esse quilo é de músculos e não compensa perdê-lo.

Quem faz atividade física rotineiramente, interrompe a prática por mais de dez dias e o peso não diminui, é sinal que engordou. Os estoques de líquidos corporais e de glicogênio caem, por isso, a balança deve marcar menos.

O gasto calórico durante uma série de 6 até 12 movimentos não é muito grande. Porém o metabolismo, após o término da musculação, mantém-se alto por boas horas. Quanto maior a intensidade da atividade física, mais alto e por mais tempo o metabolismo permanecerá acima do gasto de repouso. Carregar mais peso nos exercícios, assim como correr em subida, é aumentar a intensidade. Então + 1 ponto para séries curtas! Na prática, duas horas após o término do seu treino para hipertrofia muscular, se seu peso for 70 kg, seu metabolismo está mais alto que 70 kcal/h.

Eis a maior vantagem de realizar exercícios mais pesados e repetições de seis a doze: quando comemos até dois dias após esses exercícios, a chance de a caloria se transformar em gordura é bem menor. Traduzindo: engordamos menos. É como se a comida tivesse menos calorias nesse período. Ainda é melhor se malharmos diariamente.

Relembre-se do exemplo do balde com uma torneirinha embaixo. Quando fazemos ginástica dessa maneira, com o objetivo de ganhar massa muscular, é como se o balde aumentasse o tamanho e a capacidade de carregar água, tornando mais difícil transbordar e acumular gordura. Não é a torneira que aumenta a

Imagine uma pessoa que faz musculação rotineiramente e pesou hoje 75 kg. Depois disso, tirou férias, viajou e não fez atividade física. Se, após 10 dias, ela voltar para a academia e pesar 75 kg, pode ter certeza de que ela engordou. Mesmo que a balança não acuse, essa pessoa ganhou gordura e perdeu massa muscular.

vazão, e sim a capacidade do nosso corpo utilizar a energia para compor o tecido muscular. Com isso, podemos comer mais e não engordar. Muitos falam que o metabolismo aumenta quando fazemos séries para ganhar massa muscular. Mas, não é o que realmente acontece. Não há aumento metabólico durante todo o dia, somente nas quatro horas após o fim do treino, como já foi dito. Existe, realmente, uma menor chance de as calorias ingeridas se transformarem em gordura. Suponha: uma pessoa relativamente forte que pesa 80 kg foi à academia pela manhã. Seu irmão gêmeo, também pesa 80 kg, mas é gordinho e não faz atividade física. Agora são 21h e os dois estão deitados, vendo televisão. Eles estão gastando o mesmo valor calórico. O metabolismo está igual. Qual a diferença? Caso comam um misto-quente, as calorias ingeridas transformam-se em músculos naquele que se exercitou e no outro, depositam-se no abdômen.

Vejamos agora, nos próximos parágrafos, por que isso acontece.

Lembra-se da palavra "precisar", de que quando o corpo quer alguma coisa ele consegue? Quando fazemos musculação dessa maneira, muito peso e poucas repetições, o corpo passa a precisar de proteínas e carboidratos dentro dos músculos. Pelo fato de eles estarem precisando de muita energia, ao cormermos, as calorias serão desviadas para recompô-los e não se transformam em gordura. Importante: mesmo exercitando, se ingerirmos alimentos com alto teor de lipídeos, como frituras e biscoitos gordurosos, eles são armazenados no corpo. Não conseguiremos transformar toda essa gordura em carboidratos e proteínas para compor a massa muscular. Por isso, não ganharemos tanto músculo quanto deveríamos e ainda engordaremos. Portanto, dê preferência a produtos animais *light*, proteína e carboidratos após seus treinos.

O que acontece dentro dos compartimentos musculares quando estamos nos exercitando para que os músculos cresçam? Respondendo a essa pergunta você entenderá por que emagrecemos fazendo séries de hipertrofia com menos repetições e mais peso e podemos comer mais e não engordar.

Quem até hoje não percebeu que, enquanto estamos malhando, ficamos mais inchados e duros? Isso acontece porque, durante o exercício, ocorre um aumento do fluxo sanguíneo para os músculos, principalmente porque lesionamos as fibras musculares! Machucamos por dentro! Rompemos muitas fibras! Consequentemente, disparamos mecanismos inflamatórios dentro dos músculos exercitados, assim como se tivéssemos torcido um tornozelo. Eles incham e aumentam momentaneamente seu volume para reparar as lesões que ocorreram durante a execução dos exercícios. Parece que estamos mais fortes, mas é justamente o contrário! É o período em que estamos com menos força! Basta tentar fazer outra série que você verá o quanto é difícil. Isso dura algumas horas e nesse tempo deveremos nos alimentar para que o reparo seja bem sucedido.

Um exemplo: você começa a exercitar o bíceps com cem fibras musculares. A verdadeira intenção da musculação é lesioná-las. Então, acaba sua série com apenas trinta. Para ganhar músculos, elas devem ser recompostas em cento e cinco fibras, ou seja, mais que antes. Para essa reconstrução, necessitamos de calorias e proteínas dos alimentos. Ao alimentarmos, a energia será imediatamente desviada para ressintetizar os músculos perdidos e não será armazenada sob a forma de gordura. Concluindo: a chance de engordar é menor quando fazemos musculação. Em todo exercício físico, como uma simples caminhada, fibras musculares são rompidas. Esse rompimento é proporcional a carga do treinamento: quanto maior a carga, maior o rompimento.

Agora vamos analisar o outro lado da metodologia da musculação, quando se fazem séries mais longas, acima de 20 movimentos e com o mínimo intervalo entre os exercícios. Circuitos, por exemplo. Além de ganhar todos os benefícios que a prática de atividade física proporciona, os objetivos dessas séries são: fortalecer a musculatura para atividades gerais e para a prática de alguns esportes como futebol, tênis, corridas ou, simplesmente, gastar mais calorias. A grande maioria das pessoas que deseja qualidade de vida, melhorar o condicionamento e não se preocupa com o aumento do tamanho dos músculos deve priorizar esse tipo de musculação.

Não fazer pausas entre os exercícios é fundamental para gastar mais energia. Por exemplo: acabamos de fazer uma série com vinte e cinco repetições no *leg press*, exercício para membros inferiores. Para que vamos esperar trinta se-

Quem malha pesado, com muita carga, objetivando ganhar músculos, tem uma vantagem na conta calórica da alimentação: pode-se comer mais e não engordar da mesma forma. É como se os alimentos tivessem menos calorias. As vantagens de fazer séries curtas e com bastante peso, visando à hipertrofia, são:

a - gastar mais calorias após o término da atividade física;
b - aumentar o peso em músculos e, consequentemente, o metabolismo; e
c - diminuir a chance de engordar quando se exagera na alimentação.

gundos ou mais para fazer outra vez o mesmo exercício? É muito melhor não ficarmos parados e executarmos uma série para os braços enquanto descansamos as pernas. Com uma hora de academia, faremos muito mais exercícios e gastaremos mais calorias. Então, se seu intuito não é ficar forte, não descanse no mesmo aparelho. Lembrando que a carga não pode ser extremamente leve. Ao final da série, o peso deverá estar razoavelmente difícil de ser carregado, sendo impossível fazer mais cinco repetições.

Os dois ótimos resultados fazendo musculação com menos peso e mais repetições são:

- o grande gasto calórico durante e após a atividade física, o que ajuda a emagrecer;
- a preparação do corpo para a vida e envelhecer com qualidade.

Se você estiver fazendo um regime de, por exemplo, 1500 kcal, a musculação tradicional, com séries curtas de dez ou quinze movimentos, com muito peso e descanso, não o ajudará a emagrecer mais rapidamente. O gasto calórico não é alto. Por outro lado, fazendo com menos peso, mais repetições e sem descanso entre as séries, a perda de gordura será maior. Faça essa opção.

Agora suponha que você esteja num período em que está comendo bastante. A musculação com mais peso e poucas repetições, voltada para hipertrofia, não permitirá que você engorde muito, mesmo alimentando acima do normal. Lembre-se de que as calorias são desviadas para aumentar a musculatura e não serão armazenadas naqueles locais indesejáveis.

É preciso compreender que cada tipo de musculação tem seu objetivo principal, mas, outros benefícios também acontecem. As séries longas, além de gastarem bastantes calorias, também aumentam a musculatura e deixam-na mais firme. Por outro lado, as séries curtas com mais peso, além de hipertrofiar, também gastam calorias.

> A musculação também pode ter um ótimo gasto calórico: diminua ou não faça os intervalos de descanso. Faça abdominais, pule corda, use outros exercícios que trabalhem outros grupos musculares. Você verá os ótimos resultados. Exemplo: séries de 15 até 20 movimentos: supino reto ➔ abdominal ➔ supino reto ➔ abdominal ➔ pulley ➔ agachamento livre ➔ pulley ➔ agachamento livre ➔ 5 minutos de bike...

Quem faz musculação sabe que séries de quinze repetições são usadas para definir a musculatura. Se executarmos dez repetições de um determinado exercício, o gasto calórico será 50% menor do que quando fizermos quinze movimentos. Na realidade, as séries de quinze tanto aumentam o gasto calórico, facilitando o emagrecimento, como também o tamanho dos músculos, mas não da maneira mais objetiva e eficiente. Ou seja, nem tanto ao mar, nem tanto a terra. Por isso a fama de definirem: queimam calorias e aumentam a musculatura.

Quem sua mais nem sempre gasta mais calorias.

28

PREPARAÇÃO PARA A VIDA

Quando fazemos musculação sem exagerar no peso, aumentando o número de repetições, estamos gerando uma pequena sobrecarga para o corpo. Principalmente, para os músculos e esqueleto. Isso é muito importante e evita uma série de dificuldades impostas pelo tempo durante o processo de envelhecimento.

Após os trinta e cinco anos, o corpo humano tende a perder músculos e cálcio nos ossos, deixando-os menos resistentes. Com mais alguns anos, começamos a perder funções. A caminhada passa a ser mais lenta e menos eficiente. Subir escadas, tomar banho e amarrar os sapatos já são tarefas mais difíceis. Agachar e carregar alguns objetos, como sacolas do supermercado, nem se fala. Equilíbrio e reações de defesa contra quedas ou impactos também ficam cada vez mais comprometidos. E o melhor dos remédios é uma atividade física bem orientada e adaptada às condições do indivíduo.

Por exemplo, exercícios na água podem ser indicados no caso de lesões ou desgastes nos joelhos ou coluna, já que nosso peso se torna mais leve dentro de uma piscina. Musculação e atividades gerais que se assemelhem às do cotidiano são bastante proveitosas e têm excelentes resultados na melhoria da qualidade de vida das pessoas com mais de cinquenta e cinco anos.

Certamente, na prática, o período em que mais se vêem os benefícios da atividade física com relação à qualidade de vida é na velhice. É bastante gratificante trabalhar com esse público. As melhoras são notáveis! Servir água em um copo torna-se muito mais fácil. E só depois de perder funções consideradas banais no nosso cotidiano é que se dá conta de quanto elas são importantes para nossa qualidade de vida.

Exercícios contra resistência, tipo musculação ou pilates, são imprescindíveis para que se envelheça bem.

Preserve sua força, agilidade, equilíbrio e coordenação desde já.

Quem nunca caiu na rua, da bicicleta ou da escada? A musculação ajuda nisso. Não a não cair mais, e sim a se preparar para a queda. Às vezes, chega mesmo a evitá-la, devido ao aumento da força nas pernas. Fica mais fácil recuperar o equilíbrio e pôr-se de pé novamente. Pode ter certeza de que você se machucaria menos, a gravidade da lesão seria menor, ou, até mesmo, não ocorreria, se fizesse musculação. Por exemplo: ao praticar um esporte, você caiu no chão, ou, numa batida de carro, quebrou o ombro. Quanto mais firmes forem os músculos que compõem as articulações, mais resistentes elas serão. Com o peitoral e o tríceps fortes, certamente os ombros estarão mais protegidos.

Se você pratica algum esporte, como tênis, corrida ou futebol, não pode deixar de fazer um reforço muscular específico. Dores e lesões ósseas ou musculares são bastante comuns quando a musculatura não está preparada para a prática esportiva. Nesses casos, uma ou duas vezes por semana já são suficientes.

A coluna vertebral é uma importante parte do corpo humano e, para quem tem dores nas costas, é a principal! A dor incomoda bastante. O tronco comporta os órgãos vitais e nos mantém de pé. Mas, para isso, são necessários muitos músculos de sustentação (também chamados de músculos posturais): abdominais, intercostais, paravertebrais e outros. Eles merecem cuidados e reforços, pois, no dia a dia, muitos são exigidos. Se você praticar qualquer atividade física com os abdominais e paravertebrais fracos, a chance de se machucar e até desencadear uma hérnia de disco é muito maior. O quadril e até os joelhos agradecem a firmeza e a força da coluna vertebral. Não deixe de se preocupar com isso, mesmo que nunca tenha sentido dores nas costas.

Você deverá ficar muito mais alerta se for "atleta de final de semana". Não que seja ruim. Se conseguir exercitar apenas uma vez a cada sete dias, não deixe de fazê-lo e tente aumentar a frequência. Cuidados, como avaliações médicas e reforço dos músculos, são necessários para combater lesões e as dores do dia seguinte. Somente assim terá ganhos musculares e cardiorrespiratórios. Não se

Preocupe-se mais em ter uma postura adequada e uma região abdominal forte, firme. Com isso você previne as dores nas costas e mantém a mobilidade adequada da coluna, o que lhe permitirá viver normalmente com o passar dos anos.

Reforce sua musculatura abdominal com exercícios funcionais específicos (pergunte ao seu professor).

esqueça de procurar ajuda profissional para indicação da melhor intensidade do que irá fazer. Exagero na atividade física nessa hora poderá prejudicá-lo!

Estabeleça uma rotina de atividade física. É muito raro encontrar alguém que faça ginástica uma vez na semana, durante anos. Quando pensa em aprontar-se para iniciá-la, a preguiça quase sempre aparece. A mente ordena para que não vá, já que o normal do dia a dia é não fazer. O corpo pede para que continue assim. Superar-se dessa maneira é muito difícil. Se você tiver força de vontade para fazer, pelo menos, quatro vezes por semana durante três meses, quando parar, seu cérebro vai sentir enorme falta daquela atividade e dos bons hormônios que ela libera. Torne a atividade física mais frequente em sua vida. Acostume a mente e seu corpo a ela!

Não perdemos gordura localizada fazendo abdominais.

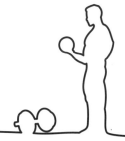

29
AS MUDANÇAS DO METABOLISMO

É comum todos acharem que o metabolismo diminui drasticamente com a idade. Quanto mais velhos, menos ele funciona e mais difícil é perder peso. Isso não é verdade para homens e é parcialmente verdade para mulheres.

No caso dos homens, depois da puberdade e término do crescimento, o metabolismo não muda mais ou a alteração é insignificante. A barriga que se instala não é natural da idade. Não ponha a culpa no destino.

Nas mulheres, o metabolismo não se altera entre a menarca (primeira menstruação) e a menopausa, então, entre os doze anos e cinquenta e dois anos de idade ele é praticamente o mesmo. Depois da primeira menstruação, as mulheres quase não crescem mais. Após esse período, ocorre uma pequena mudança e, devido a algumas alterações hormonais, a deposição de gordura corporal pode aumentar discretamente. Mas, se você sempre alterou seu peso, não pode culpar a idade. Seu metabolismo diminui muito mais a cada tentativa de dieta que é feita ou com o desequilíbrio alimentar do que com o envelhecimento. Chega de colocar a culpa na idade!

Na fase de crescimento, o metabolismo é maior por quilo de peso corporal. O desenvolvimento funcional e estrutural de órgãos e tecidos gera um maior gasto de energia. Crescer gasta energia.

A mudança de hábitos e de comportamento são muito mais significantes do que a queda do metabolismo com o passar dos anos. A diminuição do gasto calórico diário com o envelhecer não é a culpada pelo ganho de peso. Subir poucas escadas, mexer-se mais lentamente, levantar-se e sentar-se com menos frequência, alteram bastante a queima calórica no final de um dia. Isso faz com que engordemos com o passar dos anos. Atividade física é fundamental!

Ficar mais velho não engorda. O que muda são os hábitos, a motivação e o estilo de vida!

Dois fatores realmente mudam com o passar do tempo e ocasionam o ganho de peso: o comportamento e a motivação para manter uma boa forma. Mas, em geral, nós não queremos acreditar nisso, e sim, por mais uma vez, o desconhecido torna-se culpado: metabolismo, ansiedade, gestação...

À medida que envelhecemos, gastamos menos energia por mexermos menos. Ou seja, cada vez que usamos o controle remoto, a escada rolante, o carro, o telefone sem fio ou temos preguiça de subir dois andares a pé ou de ir ali pegar alguma coisa, o gasto calórico reduz incrivelmente. Quatro quilos de gordura podem ser armazenados em um ano devido a essas facilidades do mundo moderno. Diminuem o esforço e aumentam o conforto. Isso tudo faz uma diferença inacreditável no final do dia. Lembra-se do exemplo que demos anteriormente de uma pessoa sentada em um tamborete em vez de uma poltrona? Quando ficamos mais velhos queremos um apoio a mais para a cabeça e para os pés. O acréscimo ou diminuição do gasto de energia é capaz de alterar bastante o peso de uma pessoa. Se você tem mais de 30 anos de idade, já consegue distinguir a diferença comportamental de quando ainda estudava. Tenho certeza de que antigamente levantava e mexia-se muito mais por qualquer motivo. Repare agora no quão se escora e se senta em todos os lugares possíveis. Isso, sim, diminui o gasto calórico. Não culpe a idade!

Com o passar do tempo e das naturais conquistas da vida, também perdemos motivação para manter uma boa forma. Quando casamos, diminuem os motivos para permanecermos magros e, além disso, incorporarmos alguns maus costumes alimentares do parceiro. A atividade física diminui. Inconscientemente: "Para que vou manter aquele corpo de anos atrás?" Daí vem o ganho de peso.

30
TREINAMENTO PARA HIPERTROFIA; FICAR MAIS FORTE

Existem muitas maneiras de treinar para aumentar a musculatura. Três de dez, *super set*, *drop set*, séries crescentes, decrescentes... e muitas outras. Mas todas culminam com o aumento do volume dos músculos, aumentando também o peso e perímetro do tórax, braços, coxas... Não existem séries nem exercícios melhores, mas certamente os que mais se adaptam aos diferentes indivíduos. Por isso é tão importante a presença de um profissional, acompanhando todas as variáveis do treinamento. Só quando tiver um bom professor você irá notar a diferença! Os ganhos são bem maiores! Acredite: as revistas em que aparecem pessoas fortes e definidas não têm mais conhecimento do que um bom professor graduado!

Devemos compreender que musculação é sempre uma adaptação! Se, na sua rotina, você somente dirige, toma banho, carrega alguma pasta ou sacola, sua musculatura é adaptada ao que ela faz. A forma do corpo é a tradução da sua rotina, do que você faz e come! Começando a exercitar um músculo, como o bíceps, com 4 quilos, ele percebe que isso é um pouco mais do que estava acostumado a fazer no dia a dia e, portanto, necessita aumentar suas fibras musculares até sentir-se confortável para realizar o exercício. Um músculo mais forte é melhor para carregar mais peso. Se depois você passa a fazer com 6 quilos, ele terá que aumentar ainda mais. Por isso, a musculação com mais peso engrossa e endurece! Quanto mais grossos forem os músculos, também mais fortes e firmes serão. Eles são mais rígidos que gordura. Quanto mais forte, mais fácil para carregar peso! Quanto mais peso, mais duro fica. Você precisa lesionar bastantes

---

Como a musculatura fica inchada depois de fazer musculação, é comum acharmos que estamos mais fortes. Mas, é justamente o contrário! Estamos mais fracos. Tente fazer outra série e verá que é bastante difícil. Ganhamos músculos e condicionamento físico no descanso de um treino para o outro. Intervalar corretamente seus treinos, dormir bem e ter uma boa alimentação fazem parte do seu programa de treinamento.

Treinamento não significa "quanto mais, melhor". A qualidade é fundamental!

fibras para que o músculo aumente! Quanto mais peso, melhor; sempre preserve uma boa execução do exercício e observe as variáveis a seguir.

Existem diversas variáveis em um treino que devem ser respeitadas para que se atinjam os objetivos.

São elas:

- Frequência semanal: são três dias por semana ou cinco vezes ou...? Para hipertrofia muscular, deve-se fazer no mínimo quatro vezes por semana. É claro que, com duas ou três, resultados são obtidos, mas não tão eficientes quanto poderiam ser.

- Tempo disponível: existem pessoas que não podem ou não querem ficar mais de uma hora fazendo ginástica. Por isso, as aulas de circuito vêm fazendo sucesso! Um bom treinamento de hipertrofia não ultrapassa uma hora e trinta minutos. Não é proveitoso fazer mais de duas horas e meia de ginástica por dia. Não se engane, achando que quanto mais tempo, melhor. O correto seria, quanto mais tempo, menos eficiência.

- Pausa entre as séries ou exercícios: se estiver fazendo três séries com dez repetições, qual é a pausa que deverá ser dada? Trinta segundos, um minuto ou dois minutos? O tempo de intervalo deverá ser dado de acordo com as séries. Não existe tempo perfeito e ele também é pessoal. Se você fizer uma vez cada exercício, como por exemplo, crucifixo, extensão de joelho e desenvolvimento, a pausa é necessária? Não. Quando estiver trabalhando outro grupo muscular, o intervalo não será necessário, a não ser que o indivíduo canse. Para que ela serve? A pausa serve para recuperar uma parte do estoque de alguns nutrientes, como a creatina, para que o próximo exercício seja feito eficientemente. Se fizer um exercício de braço, fazendo outro de perna os estoques nos membros superiores são repostos. Não é legal ficar conversando e esperar até cinco minutos entre as séries. O resultado não será o melhor possível.

- Intensidade: peso nos exercícios. Ele deve ser o mais alto possível até não prejudicar a execução do movimento e causar lesão.

- Volume: são 3 x 20 ou 4 x 8? Qual a diferença? Como já falamos, séries longas objetivam mais o gasto calórico e fortalecimento muscular geral, e séries com mais peso e curtas favorecem o ganho de massa muscular. Não faça menos de seis repetições. Se o fizer estará privilegiando o ganho de força máxima e não de volume muscular. *Muitos acham que séries de 8 são melhores que 10 ou 12 e isso não é verdade.*

- Velocidade de execução: é melhor fazer o exercício mais rápido ou devagar? Para hipertrofia, a velocidade deve ser lenta, demorando de quatro a seis segundos para cada movimento. Uma série de dez não pode demorar menos de quarenta segundos. Desta maneira, consegue-se um resultado melhor. O músculo precisa trabalhar por certo tempo, então, tome cuidado para não fazer séries extremamente rápidas abaixo de trinta segundos de movimentação. Marque o tempo de duração para fazer uma série de dez e veja quanto tempo leva!

Se todas as variáveis forem bem dimensionadas durante a programação do seu treino, você conseguirá bons resultados. Para aumentar o volume muscular, é necessário lesionar fibras musculares durante os treinos e supercompensá-las depois. Portanto, no descanso ficamos mais fortes. Cuidado com bebidas alcoólicas e com o sono. Beber e dormir tarde não combinam com bons resultados para ganhar músculos. A reposição dessas fibras torna-se pouco eficiente. É claro que poderá ter bons resultados, mas não o máximo possível. Por exemplo: você ganharia três quilos de massa muscular no mês por causa do treinamento, mas, se não descansar adequadamente, irá aumentar somente um quilo.

Da mesma maneira acontece com a alimentação. Ela também influencia bastante esse processo, pois fornece os tijolos para a reconstrução muscular. Os alimentos devem ser bem balanceados em carboidratos, proteínas, gorduras, vitaminas e minerais. Uma conta fácil de ser feita, porém um pouco difícil de ser aplicada na prática, é dividir seu peso por três. O valor encontrado corresponde à necessidade da ingestão de proteína nas três próximas horas após a atividade física, para repor as fibras musculares.

Não adianta comer somente frituras ou alimentos sem proteína após seus treinos: pão, fruta e cereal. Você não terá ótimos resultados!

Não deixe faltar, após qualquer treino, carne, ovo ou derivados do leite.

Exemplo:

Uma pessoa pesa 70 kg; após a musculação ela deve consumir 23 gramas de proteína.

- 1 copo de leite desnatado com leite em pó, para aumentar o valor protéico = 11 g
- 2 fatias de presunto de peru = 6 g
- 2 fatias de queijo *light* = 6 g
- 11 + 6 + 6 = 23 gramas de proteína

Esse lanche é suficiente em termos proteicos.

Para qualquer dieta ou treinamento físico, o fator mais importante é a motivação.

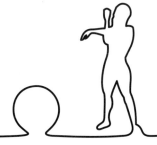

31
DEFININDO
E ENRIJECENDO

As séries de hipertrofia não combinam totalmente com dieta para emagrecer. Se você está malhando dessa maneira, certamente está querendo ganhar músculos, e sua alimentação dever estar adequada ao objetivo. No caso do regime, a finalidade é justamente o contrário. Perder gordura. Embora queiramos ganhar músculos e perder gordura para ficarmos mais durinhos e definidos, o corpo não sabe disso. Com o intuito de emagrecer, o organismo libera hormônios que devem estar presentes para que eliminemos gordura, mas eles fazem com que percamos tudo. Até tecido muscular. Os hormônios que fazem sintetizar, anabolizar, fazem com que ganhemos tudo. Até gordura. O corpo pergunta: o que você quer, emagrecer ou ganhar massa muscular? Os dois simultaneamente é uma tarefa difícil, mas não impossível.

Como vimos, definir e enrijecer é possível, mas precisamos de três itens básicos e fundamentais:

1- Disciplina: pois não é fácil... Exagerar na alimentação é o primeiro e principal fator que gera obstáculo para o sucesso. Se quiser emagrecer, não exagere. Principalmente, porque deve estar querendo diminuir gordura localizada e, para eliminá-la, você precisa parar de acumular. Alimentos gordurosos também são vilões perigosíssimos!

2- Aumentar a quantidade calórica quando o corpo precisar: como lesionamos fibras musculares durante o treino, o corpo fica mais apto a ressintetizá-las nas quatro horas seguintes após o término da atividade física. Nessas horas, devemos fornecer os tijolos, fazendo duas refeições: a primeira o mais rápido possível depois que acabarmos de treinar e a outra entre três e quatro horas após. Ambas devem possuir quantidades suficientes de boas proteínas e carboidratos!

3- Diminuir a quantidade calórica quando o corpo não precisar da energia: durante todo o dia e, principalmente nos dias em que não fizer atividade física, a alimentação deve ser pobre em gordura e calorias totais. Forneça somente o que o corpo for capaz de usar e também o suficiente para não perder a massa muscular conquistada.

Definir = perder gordura ou ficar mais forte

O que é definir? Simplesmente, é fazer com que o contorno dos músculos apareça. Ou seja, para quem observa, conseguir enxergar o bíceps, o tríceps, o peitoral e até os músculos do abdômen. Para isso, é extremamente necessário que tiremos a cortina que os esconde; no corpo humano, é a gordura. O tecido adiposo não tem forma. Os músculos sim. Portanto, se diminuirmos a gordura, os músculos, mesmo que pequenos, vão aparecer. Basta observarmos os maratonistas. Conseguimos ver toda sua musculatura, apesar de uma estrutura extremamente delgada. Eles não têm a cortina. O percentual de gordura corporal é menor que 10%. Qualquer homem deve possuir menos de 13% de gordura corpórea e as mulheres abaixo de 18% para conseguir definição. Assim, os músculos aparecem!

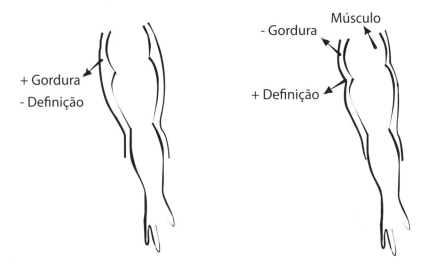

**Quanto menos gordura corporal
mais definição, assim como na figura do braço da direita.**

Sempre quando uma pessoa define ou torna sua musculatura aparente, dá a impressão de que está ficando mais forte.

Se você preocupa com a estética, invista em baixar seu percentual de gordura. O resultado é fantástico!

Por outro lado, lutadores de sumô são extremamente fortes e com grande musculatura, mas ela não aparece devido à enorme quantidade de gordura que há por cima. Não adianta somente ser forte. A quantidade de gordura deve ser pequena. Quanto maiores os músculos, maior a facilidade de fazer com que a barriga de tanquinho apareça, pelo simples fato de aumentarmos os espaços e diferenças entre os músculos. Quanto maior for um buraco, mais terra deveremos jogar dentro dele para que suma e volte ao nível normal. O mesmo ocorre no nosso corpo. Quanto maior o volume muscular (hipertrofia), maiores são os buracos entre os músculos e mais gordura é necessário para encobri-los, assim como a terra. Se você não for extremamente magro, mas bastante forte, maior a chance de definição.

Vista Transversal de um membro

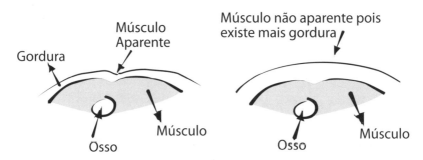

Quando há pouca gordura corporal,
ela acompanha a forma do músculo e assim se define.

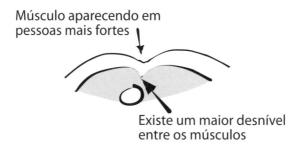

É mais fácil definir quando se tem um volume muscular maior,
pois necessitamos de mais gordura para "tampar" os desníveis entre os músculos.

32

FAÇA ATIVIDADE FÍSICA
E ALIMENTE-SE BEM!

Não pense que fazer atividade física uma vez por semana não adianta nada. Musculação, caminhada ou qualquer outra atividade praticada por um dia traz benefícios, sim. Claro que seria melhor praticar mais vezes, porém, se você faz uma vez, não abandone. Dê um passo para frente e tente fazer outro dia.

Se alguém te perguntar se você faz caminhada, diga que faz. Uma vez no mês! Quando dá tempo! Mas não comece e pare sempre. "Agora comecei a fazer caminhada. Vou toda manhã." Se chover dois dias seguidos e se num terceiro você tiver um compromisso inesperado, certamente irá parar. "Já não fui anteontem, ontem e hoje não posso..." Aí vem o desânimo. A tentativa de começar a fazer atividade física não deu certo e outra frustração toma conta da mente. Portanto, nunca pare. Não deixe que os contratempos sejam pretexto para desanimá-lo.

Vamos falar agora da atividade física realizada pela manhã. Logo que o despertador toca, temos certeza de que devemos dormir um pouco mais para suportarmos o longo dia que vem pela frente. Basta superarmos a prequiça inicial e fazermos atividade física para percebermos, ao longo do dia, os benefícios que ela nos traz. Mais disposição, concentração, sensação de bem-estar e aumento da produtividade. Sei que ficar na cama dá menos trabalho do que se exercitar, mas acorde quarenta minutos mais cedo, pule da cama rapidamente e mexa-se! Faça caminhada, corrida ou pedale por trinta minutos e sinta-se bem durante o dia todo. Vale a pena fazer o teste!

Para quem tem diabetes e hipertensão esse é o melhor horário para se exercitar. Conseguimos controlar eficientemente a pressão e a glicose sanguínea ao longo do dia.

Há pessoas que não conseguem comer quando acordam e vão exercitar-se sem se alimentar. É imprescindível ingerir alguma caloria. Quase todas as pessoas que fazem atividade física em jejum apresentam hipoglicemia (baixo nível de glicose no sangue), o que diminui o rendimento físico, podendo causar tonteira e até convulsão. O organismo não pode contar somente com a energia armazenada e, normalmente, não consegue manter o nível normal de glicose no sangue. Isso pode gerar um simples tremor nas mãos e até tonteiras e desmaios. Compreenda: se não comer antes da ginástica, você não gastará tantas calorias quanto poderia, a atividade física não será eficiente e não melhorará o condicionamento físico da melhor maneira.

O ideal da alimentação pela manhã para se exercitar mais intensamente, como correr ou pedalar, seria acordar mais cedo, duas horas antes de começar, hidratar e comer bons carboidratos e proteínas. Sei que é difícil, mas se você for correr mais de sete quilômetros ou se estiver treinando para competir, faz bastante diferença. Se realmente não for acordar mais cedo, minimize o problema: levante-se, beba algum líquido e coma frutas ou outro carboidrato, só depois troque de roupa. É muito bom o alimento ganhar dez minutos a mais, enquanto você se veste, para ser absorvido antes de começar a atividade. Se faz ginástica sem comer nada, está na hora de mudar: comece com um suco de laranja e depois arrisque um iogurte. Seria bom sempre ter carboidratos e proteínas antes do exercício.

Levar carboidratos com você para serem ingeridos durante o treino também é fundamental para as pessoas que comem pouco antes da atividade física, ou vão realizar um treinamento com mais de sessenta minutos de duração. Isotômicos são boas opções.

Algumas revistas e pessoas falam que pela manhã, muito cedo, é o pior horário para se exercitar, pois o corpo não estaria ainda preparado para o esforço físico. Como vimos, para quem é hipertenso ou tem problemas com a glicose, essa é a melhor hora do dia para controle desses males. Mas, para os que treinam intensamente, somente a refeição pouco antes de se exercitar é insuficiente, não sendo esse, realmente, o melhor momento para se exercitar. Não implica problemas de saúde, mas o rendimento não será o melhor possível.

Ao fazer atividade física à tarde, você deve se preocupar com o calor. Normalmente, é esse o horário mais quente. Até às 17h, o sol ainda está esquentando o dia e tudo está com a temperatura mais alta do que pela manhã. A água da piscina,

Tente fazer atividade física pela manhã. A melhoria do rendimento e disposição durante o dia é notória. Vale a pena acordar um pouco mais cedo. E acordando mais cedo você fatalmente dormirá mais cedo, ficando mais fácil acordar no começar do dia. Em geral, à noite, arrumamos diversas desculpas para faltar à atividade física.

as paredes e até o chão. Portanto, é uma boa hora para usar um cardiofrequencímetro e ficar atento às elevações do ritmo do coração geradas pela desidratação.
Lembre-se de que quanto mais água perdemos pelo suor, menos volume de sangue
e mais o coração terá que bater. **Beba bastante água antes e durante o treinamento! Ao menos 500 ml na hora que antecede a atividade física!**

Recorde-se do horário em que você almoçou. Tente começar a atividade física somente duas horas após o término dessa refeição, pois ela contém
mais fibras e, às vezes, mais calorias e gordura que um lanche. Com isso, se
não esperar o término da digestão, o sangue estará dividido em irrigar o trato
gastrointestinal e os músculos. Lembre-se do capítulo das funções do coração,
pois isso é bastante importante. Nossas mães tinham razão, quando não nos
deixavam nadar, logo após termos comido demais.

Se almoçar quatro horas antes do começo da atividade física, você terá duas
opções. A primeira é aumentar a quantidade calórica da refeição, almoço, para suportar o gasto calórico da atividade física e, se quiser, comer somente uma fruta antes
do exercício. A segunda é comer menos no almoço e fazer um lanche com proteínas
e carboidratos duas horas antes da ginástica, por exemplo: leite, pão e fruta. Das duas
maneiras você estará energeticamente preparado para o esforço físico, seja ele qual for.

Comer proteínas e carboidratos é fundamental. No almoço, evite frituras e
alimentos com molhos brancos, farofa e maionese, pois são gordurosos e podem
causar mal-estar durante o exercício. Se a atividade for musculação, você pode ingerir duas fontes de proteínas no almoço, como dois pedaços de carne ou uma carne
e um ovo... ou uma no almoço e uma proteína no lanche, caso você opte por fazer o
almoço menor e um lanche duas horas antes da ginástica.

A maioria das pessoas prefere acordar um pouco mais tarde e fazer atividade
física à noite, quando já cumpriram todos os compromissos do dia. É nesse horário
que os espaços para caminhada e as academias de ginástica estão mais cheios. Mas,
quando o dia termina, algumas vezes o cansaço e os problemas que surgiram nos
desanimam de fazer ginástica antes de voltarmos para casa e descansar. Leve, então,
uma roupa adequada para o trabalho e nem cogite outra hipótese que não seja a de
ir se exercitar. Vá! Você enxergará soluções para diversos problemas que o atormen-
taram durante o dia e desacelerará a mente!

Não se esqueça de comer algo antes do exercício. Principalmente se você é
uma daquelas pessoas que passam a tarde inteira sem comer nada. Nesse caso, deve

se alimentar de carboidratos e proteínas uma hora antes de começar a atividade: iogurte e frutas ou leite e pão. Se seu lanche da tarde for reforçado como, pão, leite e fruta, você precisará somente de algum carboidrato: fruta, barra de cereal ou pão. Se seu programa for uma atividade intensa, de grande gasto calórico, como correr, pedalar ou nadar mais de uma hora, você precisará de mais energia do que uma fruta. Coma, no mínimo, mais um carboidrato ou leve um para ingerir durante a atividade física, como gel de maltodextrina, isotônicos, etc. Caso tenha tempo, faça um bom lanche com alguma proteína uma hora e meia antes do treinamento.

Existe um problema que afeta algumas pessoas que fazem ginástica mais tarde, perto da hora de deitar: dormir depois do exercício físico. Muitas vezes, o sono só vem horas após o término da atividade física. Enquanto estamos nos exercitando, nosso corpo libera adrenalina, hormônio que nos deixa mais agitados e atentos. Seu nível pode demorar algumas horas até baixar, retardando o sono. Se isso acontecer com você, faça a atividade o mais cedo possível após o trabalho ou não faça nada muito intenso e com bastante peso, como musculação ou treinamentos intervalados em corrida ou spinning, pois menos hormônios serão liberados na corrente sanguínea e esse efeito não ocorrerá.

Alimente-se o quanto antes após a atividade física para essa refeição ficar mais longe da hora de dormir. Por exemplo, se você finalizar seu programa de ginástica às 19h30min, faça um lanche reforçado ou jante o quanto antes, não se esquecendo dos carboidratos (pão, cereal, fruta ou arroz, feijão, batata, macarrão e soja) e das proteínas (carne, ovo, presunto de peru ou *light*, queijo, leite, iogurte). Se for dormir mais tarde e sentir fome, coma uma fruta ou cereal integral e um iogurte ou leite. São as melhores opções, pois não diminuem a queima de gordura durante o sono. Em geral, somente o lanche ou o jantar é necessário, à noite, depois da ginástica.

Se buscar aumentar o desempenho ou ganhar condicionamento melhorando sua forma física, então a alimentação deverá ser feita, obrigatoriamente,

Para melhorar o condicionamento físico ou ganhar músculos, coma o quanto antes após o término do seu treinamento, mesmo sem fome.

Se o objetivo principal é emagrecer, você pode esperar até duas horas para se alimentar. Assim, queimará mais gordura do que o normal nessas duas horas. Nunca se esqueça da proteína após a atividade física. Ela é fundamental!

logo após o término da atividade física. Até uma hora depois que acabar a ginástica, seu corpo está mais apto a ressintetizar e supercompensar o que você gastou durante o exercício. Por exemplo, se você gastou 200 gramas de glicogênio da sua reserva, o organismo, ao receber energia nessa hora, conseguirá repor com mais eficiência aumentando a reserva para duzentos e dez gramas, melhorando, assim, o desempenho na próxima vez. O mesmo também ocorre com a proteína muscular. Se você quer ganhar músculos, necessitará de se alimentar logo após acabar seu treino.

Caso seu objetivo seja emagrecer e *queimar*, é bom saber que, se não alimentarmos imediatamente depois da atividade física, nosso corpo continuará queimando mais gordura que o normal. Se comermos, liberamos um hormônio que interrompe a queima acelerada de gordura. Portanto, se a meta é emagrecer ou definir, espere uma hora e meia ou até duas horas para ingerir alguma caloria depois de acabar o exercício. Se quiser rendimento, condicionamento e se recuperar melhor do esforço, coma logo após o término. Para quem faz atividade física à noite: se for esperar duas horas para comer após o fim da ginástica, fará com que você se alimente e logo em seguida, deite. Não faça isso! Alimente-se logo depois da ginástica. Vale mais a pena comer duas horas antes de dormir do que esperar 2 horas para se alimentar após a atividade física. Queimar gordura à noite é mais vantajoso do que depois da ginástica! Lembrando que, somente ficar mais tempo sem comer após a ginástica não é uma medida que fará com que ninguém emagreça. É uma ajuda! Não espere milagre ou um truque milagroso! Quem já é magro e quer um detalhe no corpo, como diminuir uma gordurinha localizada, ou fazer com que os músculos abdominais apareçam, vale a pena usar esses recursos.

Habitualmente, sempre que você for fazer algum exercício físico, coma uma hora e meia antes, dois carboidratos e uma proteína. Exemplo: uma fruta, um pão e 1 copo de leite ou cereal, fruta e iogurte. Dessa maneira, você sempre estará bem alimentado para realizar sua ginástica.

Se você treina para correr, nadar ou fazer qualquer outra atividade aeróbia que seja intensa e dure em torno de sessenta minutos, experimente tomar açaí ou comer castanhas ou coco uma hora e meia antes de começar. Tenho certeza que com um deles você irá se adaptar e melhorará seu rendimento. Esses três alimentos têm boa digestibilidade e possuem ácidos graxos de cadeia média e curta, que ajudam no desempenho. Faça o teste!

33
CALORIAS, PARA QUÊ?

É engraçado, mas tudo o que levamos em conta em uma dieta são as famosas e temidas calorias. "Quantas calorias têm neste regime?" "E neste pão com queijo?" "O que é mais calórico: arroz ou batata?" Nos spas há dietas de 800 kcal, 1200 kcal ou 1500 kcal. Você escolhe o quanto quer sofrer e o grau de sacrifício que está disposto a fazer. Quase todos os que vão ao supermercado fazer compras dão aquela olhadinha na tabela nutricional para ver quantas calorias há.

Já falamos de muitas situações em que calorias não são fundamentais para sabermos o quanto vamos emagrecer ou se iremos engordar ou, ainda, o quanto é gasto em uma atividade física e o que ela me dá direito de comer. Esta parte é destinada a diminuir a importância das calorias na vida dos amantes de dietas. E, portanto, vamos refrescar a memória de todos.

1. O gasto da atividade física não é substituído e compensado pelas calorias dos alimentos. Se corremos até gastar 300 kcal, não significa que se comermos 300 kcal não vamos engordar ou emagrecer. Não ganhamos 300 kcal de crédito quando corremos. Esta conta é impossível de ser feita. Devemos respeitar um milhão de variáveis, incluindo o gasto calórico pós-exercício. Como já vimos, gastamos mais energia depois que finalizamos um exercício físico e, por esse motivo, se comermos após o término da ginástica, em torno de 400 kcal bem distribuídas em carboidratos e proteínas, não engordaremos. Mas, se acontecer o exagero, bem antes da atividade, mais ou menos cinco horas, a gordura da alimentação já foi acumulada sendo difícil sua retirada posterior.

Não significa que, se comermos um sanduíche com 500 kcal, é só fazer uma atividade que gaste o mesmo para ficarmos livres de engordar. Não é tão simples assim. Dessa maneira poderemos ganhar peso. Se o sanduíche for gorduroso então...

Também existe outra maneira de não engordar comendo mais: é só alimentar até duas horas antes da atividade física. Nesse tempo, a gordura ainda não foi armazenada no tecido adiposo e será fatalmente gasta quando a atividade física começar. Recordando que quem faz treinamento de hipertrofia na musculação tem a tendência de armazenar menos gordura no corpo, mesmo que comendo um valor calórico superior ao encontrado por qualquer uma das fórmulas de cálculo metabólico.

2. Todo alimento gorduroso engorda mais. Por exemplo: 100 kcal de carne engordam mais que 100 kcal de arroz ou feijão; 100 kcal de batata frita engordam mais do que se ela for cozida, pois o teor de gordura é maior. Produtos animais e frituras têm elevado teor de lipídeos. Com isso, aumenta a armazenagem de gordura no corpo. Não basta dizer que sua alimentação tem 2000 kcal por dia. Depende bastante de quantas delas são em lipídeos. Por isso, toda alimentação deve ser balanceada em torno de 20% em gordura. Se contiver muito mais que isso, provavelmente engordará.

3. Dependendo da distribuição das calorias durante o dia, semana e mês, podemos engordar ou emagrecer. Lembra-se do exagero? Se vamos dividir mil e quinhentas calorias por dia em três refeições de quinhentas, é uma coisa. Se são cinco de trezentas é outra totalmente diferente, mesmo que nas duas situações a soma seja igual. Dessa segunda maneira, o metabolismo aumenta e a chance de armazenarmos gordura é menor.

Comer 14000 kcal por semana, sendo diariamente 2000 kcal, é muito melhor do que num dia exagerar e ingerir 3000 kcal e no outro dia compensar, comendo só 1000 kcal. A soma semanal também é a mesma, mas a tendência, dessa maneira, é engordar. O metabolismo diminui e o aproveitamento de energia aumenta, fazendo com que, quando exageramos, o aproveitamento das calorias da comida seja maior.

No mês, não coma a caixa de bombom de uma só vez para se ver livre da tentação. O correto para não engordar seria um por dia, apesar de a caixa ter o mesmo valor calórico se comida fracionadamente ou desesperadamente de uma vez.

4. O organismo humano tem uma capacidade limitada de processar alimentos. Se as calorias consumidas em uma refeição forem poucas, não faz diferença se você aumentar um pouco. Voltemos à metáfora do supermercado. Imagine que ele tem trinta caixas. Se entrarem dez pessoas, não haverá fila em hipótese alguma. Então seus lanches não precisam ser tão pequenos, só uma fruta, por exemplo. O organismo é capaz de processar muito mais. Se você beber também um iogurte sem gordura, nenhuma fila será formada, poupa-se massa muscular, mantém o número de caixas e o metabolismo alto.

Tome bastante cuidado com as grandes refeições. A fila pode ser formada e há possibilidade de acumularmos gordura. Não se esqueça daquele exemplo: dez pães por dia tem um determinado valor calórico, mas, comer cinco no almoço e cinco no jantar engorda muito mais que dois no café da manhã, dois no lanche, dois no almoço, dois no lanche e dois no jantar. A soma calórica é idêntica, mas, dessa maneira, não forma fila no caixa. Engordaremos menos e até emagreceremos se dividirmos o valor calórico do dia em seis ou sete vezes, o que equivale a uma refeição a cada duas horas e meia até três horas e meia. Aumentando o intervalo entre as refeições, o metabolismo diminui e aumenta o aproveitamento de energia dos alimentos, bem como a chance de engordarmos, mesmo comendo menos. Por isso sei que já escutou que devemos comer de três em três horas. Quem somente almoça e janta engorda mais.

Se temos 7000 kcal por semana para comermos, podemos fazer de diversas formas.

Com padrão:

1000 Kcal	1000 Kcal	1000 Kcal	1000 Kcal	1000 Kcal	1000 Kcal	1000 Kcal	= 7000 Kcal Semana
Segunda Feira	Terça Feira	Quarta Feira	Quinta Feira	Sexta Feira	Sábado	Domingo	

Dessa maneira, não engodamos, mantemos o metabolismo a pleno vapor e minimizamos a chance de formar fila. Certamente, os níveis de colesterol, triglicérides e glicose estão mais controlados.

Sem padrão:

					2000 Kcal	2500 Kcal	
500 Kcal	500 Kcal	500 Kcal	500 Kcal	500 Kcal			= 7000 Kcal Semana
Segunda Feira	Terça Feira	Quarta Feira	Quinta Feira	Sexta Feira	Sábado	Domingo	

Quem come dessa maneira tem grandes chances de ter problema com a balança. Engorda cada vez mais e emagrece cada vez menos. De segunda a sexta-feira o metabolismo reduz, e no sábado e domingo o organismo acumula bastante gordura corporal com o exagero. Voltemos ao exemplo do balde: você perde 1 quilo de segunda a sexta-feira, recupera-o no final de semana. O problema é que se continuar assim, comendo o mesmo tanto, como na tabela, perderá menos peso no meio de semana (0,8 quilo) e ganhará mais no sábado e no domingo (1,2 quilos) a cada semana. Aí terá que comer menos ainda para compensar o final de semana. A torneira fecha, lembra-se? Cada vez esvazia menos e enche mais. A tendência é engordar sempre. Caso consiga se manter magro, é com enorme sacrifício nos meios de semana. Repito: sempre lutando contra a balança. Qualquer descuido, já viu o que acontece...

Se você gasta 2500 kcal por dia e come 2000 kcal, não significa que irá emagrecer. Não é tão simples assim. Se fizer uma atividade física e gastar 500 kcal você não ganhará 500 kcal de bônus. Mas, é verdade que se você está mantendo seu peso e começar a praticar exercícios físicos, certamente irá emagrecer se mantiver a quantidade que come.

34
ATAQUE ONDE
FAZ DIFERENÇA

Todos que se preocupam com a alimentação, de uma maneira ou de outra fixam a atenção no poodle, cachorro pequeno, e deixam o pit bull, cachorro grande, atacar. Como assim? Dão valor às situações e alimentos que realmente não fazem diferença alguma.

1. Se você não tiver diabetes, use o açúcar para adoçar o café. Você não vai engordar ou emagrecer nem 10 gramas a mais por causa disso. A quantidade normalmente é pequena, e não teremos fila no supermercado se existem trinta caixas, entrando quinze ou vinte pessoas não formará fila. A diferença é mínima. Exceto se você beber muitos cafezinhos durante o dia: o melhor seria evitar, mas, nesse caso use adoçante, pois evitará o diabetes e o cansaço do pâncreas em liberar insulina. Se usar adoçante até três vezes por dia, em leite, café, chá e etc, você não engordará trocando o adoçante pelo açucar.

2. Tirar o miolo do pão também não faz diferença. Não se assustem, é isto mesmo! Você não irá engordar ou emagrecer por causa disso. Se escutar alguém falar que está perdendo muito peso porque começou a tirar o miolo do pão, é mentira. Ele é a casca com água. Tanto é que se deixar o pão dormir, a casca fica mole assim como o miolo, pois ela absorve água do ar e perde o crocante. Portanto, se gostar do miolo, coma. Torrada não engorda menos que o pão. Torrada é o pão sem água.

3. Comer o bagaço da laranja não faz diferença para a balança. A diferença é ínfima.

4. Não existe fruta que engorde mais, exceto: abacate, açaí, pequi e coco. A banana é tida como uma das mais calóricas e a melancia menos, mas uma boa medida para frutas é como se fôssemos espremer ou esconder uma maçã ou uma laranja com as duas mãos. Fazendo isso com as outras, achará quase o mesmo valor calórico. Essa medida é só para ter uma noção do tamanho da banana ou da quantidade de

uvas ou melancia que se equivalem. Ninguém engorda ou emagrece menos porque escolhe uma fruta em vez de outra. Não faz diferença! Tente variar as frutas para conseguir diferentes vitaminas e minerais.

5. Se você passa pouca manteiga, margarina, requeijão, patê, geleia ou qualquer similar no pão, também não faz diferença qual deles usa ou se é *light* ou não. A mudança calórica é mínima. O segredo é usar o suficiente para espalhar no pão, biscoito ou torrada. Somente não exagere. O requeijão não pode ser usado como laticínio. Ele não substitui o leite ou o queijo. Excetuando a geleia, todos os outros possuem a gordura como nutriente básico; escolha o que preferir pelo paladar e não pela quantidade calórica.

6. O pão doce ou pão francês possuem quase o mesmo valor calórico, também não faz diferença;

7. É insignificante em termos calóricos, na balança, comer quatro biscoitos água e sal, maisena ou maria; um pão francês ou doce; duas fatias de pão de forma ou de torrada; duas colheres grandes de arroz, duas de feijão, de batata ou mandioca cozida; dois pegadores de macarrão ou quatro colheres de sopa de cereal. A diferença é mínima e desprezível. Os alimentos de origem animal são praticamente equivalentes em calorias: bifes grelhados, ou feitos com a mesma quantidade de óleo, de boi, porco ou frango. Ou seja, você não pode culpar a troca de nenhum dos alimentos acima se não emagrecer ou engordar. O problema está em outra situação.

8. Vale a pena serem *light* ou *diet*, realmente fazem diferença na balança: presunto *light* ou de peru; queijo *light*, queijo cottage; gelatina *light* ou *diet*; refrigerantes *light*, *diet* ou zero; sucos *light* ou *diet*; balas e chicletes sem açúcar (*sugar free*); leite desnatado, iogurte *light* ou desnatado, leite condensado desnatado. Todo o resto, se você usar dentro dos padrões, não fará diferença ser *light* ou *diet*: requeijão, ricota, cereais em grãos ou em barras, biscoitos, pão de forma, acho-

Não se preocupe com o miolo do pão se você come salgados, bife à milanesa ou sorvetes no final de semana. Dê mais importância aos pães de queijo, bebidas, tiragostos e crises de ansiedade. Aí está a chave do seu sucesso!

colatados em pó e chocolates, creme de leite, hambúrguer e salsichas. Nenhum dos últimos, se consumidos com moderação, fará você engordar ou emagrecer um quilo a mais ou a menos sendo *light* ou não. Caso queira utilizá-los, não há problema. Não coma mais que o normal porque é *light* ou *diet*.

Os cachorros grandes são as situações de engorda vistas no começo do livro: beliscar, quantidade da gordura de um alimento, exagero, jejum prolongado e índice glicêmico dos alimentos.

Observe a cor da sua urina antes de começar a atividade física. Para sua segurança e desempenho, ela deve estar sempre clara.

CUIDADO
COM OS JOVENS

Existe uma faixa etária na qual a incidência da perda de peso é mais comum. Para homens, dos quatorze aos dezesseis anos e, mulheres, dos doze aos quinze. Claro que ela coincide com o estirão de crescimento, mas, principalmente, com o início da paquera. Daí se cria a motivação. Os pais de filhos com excesso de peso, algumas vezes, os "empurram" a médicos ou a nutricionistas para emagrecerem. A criança ainda não tem motivo para fazer regime. Para quê? Por que os pais querem? Talvez não seja o momento adequado para uma dieta. "Não vou trocar os biscoitos recheados por frutas. Por quê? Os biscoitos são muito mais gostosos e fáceis de comer". Cuidado com a cobrança e, se a saúde não estiver comprometida, é melhor esperar um pouco. Comecem introduzindo bons hábitos, evitando sucos, salgados e outras guloseimas industrializadas hipercalóricas. Assim, já se inicia a reeducação alimentar. Dê salada de fruta, nem que seja com leite condensado e, como dizia um professor, "alface nem que seja com ketchup". Claro que é uma péssima fase para terem excesso de peso, pois as células de gordura ainda se multiplicam e torna-se mais difícil emagrecer e manter o peso na idade adulta. Quanto maior o número dessas células, também maior a capacidade de o corpo estocar gordura.

Muitos pais oferecem o alimento proibido ou mais gostoso em finais de semana, viagens ou como prêmio. É uma maneira de evitar o consumo abusivo de sorvetes, doces, refrigerantes e frituras. Mas, tomem bastante cuidado. Primeiramente, é preferível comer todo dia um pouco a exagerar uma vez no mês ou na semana. E, segundo, esse comportamento pode acarretar um maior consumo quando as crianças já conseguirem pegar ou comprar seu próprio alimento.

É imprescindível que os pais tenham bons hábitos alimentares e estejam em boa forma física para dar exemplo aos filhos. Oferecer determinado tipo de alimento somente nos finais de semana ou em festas é um erro grande que muitos cometem. Deixe-os comer, mas a explicação é fundamental para que a criança entenda que isso não é um prêmio ou que é proibido. Aliás, proibir jamais!

Assim, fica fácil se dar um presente. No futuro, podem transformar a comida num prêmio para compensar uma fase difícil da vida e comer descontroladamente por ansiedade.

Os pais devem procurar entender os mais jovens. Muitas vezes, é "pagar mico" comer fruta na merenda do recreio. Dê lanches mais leves como iogurtes ou barras de cereal, mesmo que com chocolate. Aliás, é melhor comer uma barrinha de chocolate do que salgados, ainda que assados, ou refrigerantes. Enquanto o chocolate melhora o rendimento mental por causa do fornecimento de combustível ao cérebro, os salgados têm mais gordura, são mais calóricos e podem diminuir o fluxo sanguíneo cerebral por até duas horas.

Cuidado com comidas modernas, como salgados em pacotes, refrigerante, batata frita e outras frituras, biscoitos recheados e *fast-foods*. Normalmente, todas têm bastante caloria e colesterol. Dois biscoitos recheados engordam muito mais que um pão de sal. Pouca comida, muita caloria. Fiquem alerta!

Tente não oferecer comida o tempo todo às crianças. Deixem que peçam. Já se foi a época em que excesso de peso era sinônimo de saúde. É justamente o contrário. O entupimento das artérias coronárias, que leva ao infarto, acontece desde quando nascemos. Exageros e comida gordurosa na infância só acarretarão problemas quando atingirem a idade adulta, além de anteciparem o aparecimento de celulite e estria.

O TÊNUE LIMITE ENTRE O EXAGERO DE ATIVIDADE FÍSICA E SAÚDE

Vinte mil pessoas correndo os 21 km da Meia Maratona do Rio de Janeiro numa temperatura de, aproximadamente, trinta graus. Dez mil completando uma volta na Lagoa da Pampulha em dezembro em um calor típico de verão. Preparar-se disciplinadamente para completar uma maratona, 42 km. Quem faz isso tem mais saúde?

Se pensarmos na saúde dos ossos, músculos e articulações, certamente, não é saudável. Nossos sistemas ósseo e muscular não foram preparados para isso. Porém, o corpo humano consegue se adaptar para que possamos melhorar o condicionamento e sermos capazes de completar um desafio como esse. Pergunte a dez pessoas, que praticam corrida e participam de provas como essas, se já sentiram dores nos joelhos, costas, tornozelos ou músculos. A resposta é que mais de seis pessoas já tiveram contusões (60%). Se perguntar a indivíduos que praticam caminhada, a resposta será positiva somente para duas pessoas (20%), considerando a mesma faixa etária. Os joelhos são os que mais sofrem. Um desgaste precoce é o que normalmente acontece. Portanto, faça musculação para que a carga na articulação seja dividida com uma musculatura forte e preparada.

Se pensarmos em longevidade em termos orgânicos, de órgãos e tecidos, haverá maior produção de radicais livres e sobrecarga do funcionamento geral do organismo quando praticamos atividade física em excesso. Correr mais de 10 km ou exercitar-se por mais de noventa minutos, por exemplo. A vida útil de alguns órgãos poderá ser reduzida. A imunidade e proteção natural contra doenças também diminuem em pessoas com agenda de atividade física extenuante. Mas, existe um item fundamental no ganho de saúde.

O prazer! Prazer em superar seus limites! Prazer em conseguir seus objetivos! Prazer em completar uma prova! O prazer de ganhar uma medalha! De correr cada dia uma distância maior! O prazer da vitória seja ela qual for! O bem que isso faz é incontável e, às vezes, a maior fonte de longevidade. Supere-se!

37

ÁGUA

Muitos não sabem o que, de fato, a má hidratação acarreta e a real importância que a água tem para vivermos bem. A falta dela traz sérias complicações, imediatas ou não, à saúde.

Existem pessoas que quase não bebem líquidos durante o dia, pois não têm sede. Isso realmente pode ocorrer da mesma maneira como acontece com as pessoas que passam horas sem comer e não sentem fome. Se o indivíduo tem o hábito de não se alimentar entre as grandes refeições, o cérebro não dispara o mecanismo da fome. O corpo necessita de água, mesmo que a pessoa não tenha o costume de bebê-la e não sinta sede.

Para se proteger da falta de água no organismo, o corpo humano concentra mais a urina para não perder líquido, aumenta o gradiente osmótico. Os rins trabalham de maneira inadequada e a cor da urina fica mais amarela.

Cálculos renais são mais comuns em pessoas que bebem pouca água. Normalmente, todos que passam pela dor causada por eles mudam o comportamento e começam a ingerir bastante líquido. Embora o correto seja beber muita água para prevenir a formação de cálculos, o efeito reacional é mais comum: só hidratar-se, adequadamente, após sentir a temida dor na região dos rins.

As fezes de quem se hidrata mal são, em geral, mais endurecidas, pelo fato de o organismo tentar absorver toda a água ingerida.

Hidratar-se bem antes da atividade física é mais importante do que o alongamento ou aquecimento! Nos dias em que for praticar qualquer esporte, observe sempre a cor da sua urina. O ideal é que esteja clara.

Consequências da falta de hidratação:

Os batimentos cardíacos podem subir além do normal;
O desempenho ficará comprometido;
Aumenta a chance de hipertermia, maior causa de morte entre praticantes saudáveis.

O sangue é constituído basicamente de água. E todos os órgãos e sistemas têm a água como principal componente.

Quando se trata de água, nosso corpo é mágico! Consegue incrivelmente contornar os principais problemas causados pela diminuição dos líquidos. Mas, em algum determinado momento da vida, você poderá notar algumas consequências da baixa ingestão de líquidos:

1 perda da qualidade da pele: rugas precoces, diminuição da elasticidade, secura e aspecto quebradiço, diminuição na qualidade de cicatrização e mudança na textura.

2 aceleração dos batimentos do coração para compensar a diminuição do volume de sangue.

3 diminuição do rendimento físico na prática de esportes; o coração aumenta o ritmo de seus batimentos, ocorre um aumento da produção de lactato, que de maneira indireta diminui a queima de gordura, e há prejuízo severo na capacidade da manutenção da temperatura corporal, podendo levar à hipertermia, convulsões, desmaios e até ao óbito.

4 diminuição da vida útil dos rins por diversos motivos. A cor da urina deve ser sempre mais transparente do que amarela.

5 constipação intestinal.

Muitos não sabem, mas falta de hidratação é uma das maiores causas da prisão de ventre. Beba um copo de água assim que acordar, se possível, em jejum. Isso pode ajudá-lo na luta contra o intestino preguiçoso e a começar bem o dia.

A ingestão adequada de água também ajuda o metabolismo a funcionar a pleno vapor. Carro, sem água, funde. O corpo, sem água, funciona menos e o gasto calórico pode diminuir, prejudicando o emagrecimento.

> Se você come salada de vegetais (fibras) no almoço e jantar, beba um copo de suco que tenha pouca fruta e muita água, durante ou após a refeição, como por exemplo, suco de limão ou de acerola.
>
> Não "dá barriga", auxilia na função das fibras e na absorção do ferro.

Quantidade de água por dia para adolescentes, adultos e idosos, no mínimo:

Se você não faz ginástica e vive em cidades mais quentes:
30 ml por quilo de peso. Uma pessoa que pesa 70 kg deve beber
2,1 litros por dia, 70 x 30 = 2,10 L.

Se você praticar esportes:
35 ml por quilo.
70 x 35 = 2,45 L por dia.

E uma hora e meia antes de começar a se exercitar, mais 10 ml por quilo.

10 x 70 = 700 ml.

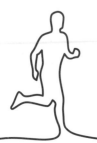

Hidratar-se antes da
atividade física é mais
importante do que se
alongar.

A MODA DOS SUPLEMENTOS

L ojas e mais lojas. Um comércio que cresce a cada dia. Com isso, informações são passadas para os clientes com o intuito de vender mais e o mais caro, sem respeitar a ética ou qualquer base científica. Quem já foi em alguma loja viu esse filme: "Leve a importada, pois tem mais efeito".

Proteínas são proteínas. Todos os suplementos proteicos possuem ótimas proteínas de alto valor biológico. Não adianta comprar o mais caro. Muito pelo contrário. Por incrível que pareça, uma das melhores proteínas é a albumina. E ainda melhor, é a mais barata. Ela tem somente duas possíveis intercorrências: pode gerar gases e, no suplemento, normalmente contém mais carboidrato do que os outros feitos à base de proteína do leite, como o *Whey Protein*.

Dependendo da sua alimentação, o suplemento não é necessário. Após uma hora de atividade física com características mais aeróbicas, corrida, ciclismo, aulas coletivas em academias... nosso corpo necessita de, aproximadamente, ¼ do peso corporal em proteínas (para um indivíduo que tem a massa de 80kg, são 20 gramas de proteína). Em musculação e exercícios com peso, divida o seu peso por 3. O resultado encontrado é o quanto de proteína você deve comer póstreino. Então, se uma pessoa tem a massa de 70 kg, deve ingerir vinte e três gramas de proteína após a musculação. Se na sua refeição posterior ao treinamento, você comer um pedaço grande de carne (dezessete gramas de proteína) e um ovo (sete gramas), o suplemento é desnecessário.

Vamos falar de alguns deles:

1 **Aminoácidos:** como já falamos, eles são os tijolos da parede ou as letras de um livro. Tanto faz usar aminoácidos ou proteínas. Os dois serão utilizados da mesma maneira pelo organismo, independentemente da velocidade com que são absorvidos. Na prática, o suplemento de aminoácidos é mais caro e não vale a pena ser usado.

2 **BCAA:** essa sigla refere-se a três aminoácidos que são mais facilmente transformados em carboidratos. Por isso, eles têm a fama de serem poupadores de músculos, anticatabólicos. Teoricamente, em vez de o corpo usar proteínas musculares para fornecer energia, ele utilizaria os BCA-As. Mas, o fato é que todos os suplementos e alimentos ricos em proteína já contêm esses aminoácidos. A única indicação para o uso desse suplemento é para aquelas pessoas que desejam ganhar massa muscular e não conseguem fazer lanches com proteínas no seu dia a dia (pão com manteiga e café, por exemplo). Assim, valeria a pena usar esse suplemento.

3 **Proteínas:** normalmente são feitas de leite, ovo ou soja. Só devem ser consumidas se a alimentação não suprir a quantidade do dia a dia. Da mais cara até a de menor custo, o que varia é a quantidade de carboidrato total do suplemento.

4 **Creatina:** é uma substância derivada de dois aminoácidos e encontrada, principalmente, na carne. Teoricamente, o uso suplementar aumentaria a força e a recuperação entre as séries. Mas, seu efeito, eficácia e quantidade a ser suplementada não são definidas. Portanto, ninguém sabe ao certo como e quanto deve ser usado. Não use mais que sua massa dividida por 10. Para quem pesa 70 kg, até 7 **gramas.**

5 **Maltodextrina:** apesar do nome bonito, é um carboidrato como o do pão. Diluindo em água, funciona como os isotônicos. Não tem papel importante para o ganho de massa muscular. É calórico e tem indicação de uso durante treinos bastante longos ou quando a alimentação anterior à atividade física for ineficiente. Exemplo: pessoas que acordam e, logo em seguida, vão se exercitar sem um café da manhã adequado.

> Por mais que inventem e prometam, o uso de suplemento não faz grande diferença, considerando que a pessoa já tenha uma boa alimentação. Comendo equilibradamente, os suplementos são desnecessários. Muitas vezes, funcionam somente como efeito placebo, aumentando a motivação para o treinamento. Dependendo da quantidade e da qualidade, podem acarretar mais efeitos negativos que positivos. Procure um bom nutricionista! *Cuidado com alguns suplementos; eles podem ter anabolizantes.

Café da manhã:

É a refeição que busca suprir as energias perdidas no sono e fornecê-las para o começo do dia até o primeiro lanche da manhã.

Deve possuir, impreterivelmente, proteínas de alto valor biológico como leite, presunto, queijo, iogurte ou até mesmo ovo. São bem aceitos carboidratos de absorção mais rápida, como mel e frutas, para fornecer energia imediata, já que o corpo não a recebe por mais de 8 horas. Também os de absorção mais lenta, para gerar saciedade até a próxima refeição, como cereal integral, aveia, granola e outros, pão ou biscoito integral.

Se você não tiver o costume de se alimentar pela manhã, crie o hábito. É bastante importante fazer essa refeição. Caso contrário, você terá um rendimento mental e físico abaixo do seu potencial nas suas atividades matutinas. Comece com uma fruta ou um suco. Depois acrescente leite ou iogurte até fazer um desjejum perfeito.

Fazer qualquer tipo de ginástica sem comer, de jeito nenhum! Não há benefício com isso. Não queima mais gordura, nem emagrece mais. A tendência real é provocar maior perda muscular, tonteiras e queda da pressão arterial.

Dois bons exemplos:

a) 1 fruta (ex: mamão) com mel e granola ou 1 copo de suco e 1 pão com queijo e presunto.

b) Vitamina de fruta com leite e aveia, se possível, acrescente semente de linhaça.

Lanche da manhã:

O lanche entre o desjejum e o almoço é uma boa hora para alimentos funcionais: : oleaginosas (castanhas, nozes, amêndoas) ou iogurtes ou bebida láctea com lactobacilos. Se o indivíduo trabalhar bastante tempo em pé ou caminhando, uma fonte proteica é indispensável.

Normalmente, se não fizermos esse lanche, chegaremos ao almoço com mais fome, comeremos além da cota e o metabolismo estará mais baixo e pronto para armazenar toda caloria que entrar.

Se o intervalo entre o café da manhã e o almoço for menor que três horas e meia, não é necessário fazer essa refeição.

Exemplos:

a) Três colheres de sopa de uma mistura de castanha, nozes, amêndoas, uva passa e ameixa seca. Podem entrar outros itens como amendoim, pistache ou damasco. Essa mistura previne câncer, melhora a cicatrização, a força das unhas e cabelos e combate os radicais livres por ser uma excelente fonte de antioxidantes.

b) 1 fruta e 1 bebida com lactobacilos vivos.

c) Pão com manteiga e café com leite; também é uma boa opção.

O lanche da manhã também pode ser trocado com o café da manhã, caso você não se sinta bem comendo logo quando acorda.

Almoço:

Esta refeição é, culturalmente, a maior do brasileiro. Repõe poucas calorias que ficaram faltando pela manhã, caso o lanche não tenha sido reforçado, e as fornece por mais 3 a 4 horas até o lanche da tarde.

Deve possuir uma fonte de proteína animal e de ferro como carne de qualquer espécie com o mínimo de gordura possível. Lembre-se de que quanto mais gorduroso o alimento, mais sangue será necessário na região do estômago e dos intestinos, o que causará diminuição do fluxo sanguíneo cerebral, provocando sonolência, cochiladinha pós-almoço e queda na produtividade do trabalho ou estudos. Dê preferência aos peixes ou frango grelhado. Muito cuidado com fritura de um modo geral.

Também deve possuir fibras vindas da salada, do arroz integral ou do macarrão integral. Coma ao menos um folhoso, como alface, rúcula, repolho... e varie o restante dos vegetais.

Se quiser uma sobremesa, diminua outro carboidrato, arroz, feijão, batata, macarrão, abóbora... Dê preferência aos doces de frutas, pois não possuem gordura e colesterol.

Não abra mão das leguminosas: soja, feijão, grão de bico, lentilha e ervilha. São boas fontes de proteínas, vitaminas e minerais. Coma ao menos uma.

Frutas cítricas ajudam a absorver o ferro dos alimentos. Líquidos durante a refeição, até 150 mL podem ser usados para ajudar nas funções das fibras. Portanto, uma boa opção seria um suco de acerola ou de abacaxi ou a própria fruta.

Uma vez por semana, coma ovos ou vísceras, fígado, por exemplo. Eles possuem elevado teor de vitaminas e minerais.

Dormir após esta refeição, é comum, principalmente em cidades do interior, onde as pessoas ainda conseguem almoçar em casa. Há, realmente, uma maior chance de as calorias ingeridas transformarem-se em gordura com a sesta, porém, ninguém pode culpá-la por ter engordado ou emagrecido. A diferença é pequena e imperceptível em condições normais.

Respeitando os costumes do Brasil, vamos dar exemplos de bons almoços.

Almoço 1:

Um almoço perfeito

Salada de alface, tomate, cenoura vermelha e brócolis

2 colheres grandes de arroz integral

1 colher de feijão c/ soja

1 filé de peixe grelhado

1 copo de suco de acerola

Almoço 2:

Três pegadores de macarrão integral com carne moída. Claro que uma salada seria bem-vinda, mas, a massa sendo integral, possui algumas das boas funções da salada.

Almoço 3:

Salada, rúcula, couve-flor e vagem

1 colher grande de arroz
1 colher grande de feijão
1 bife
1 colher grande de abóbora

Lanche da tarde:

Em geral, igual ao lanche entre o café da manhã e o almoço.

Quando for fazer esta refeição, tente se lembrar do que comeu no lanche da manhã. Se nele você não tiver comido nenhuma fonte de proteína (produtos animais), faça o possível para comê-la à tarde. Não deixe faltar proteína nos dois lanches, manhã e tarde.

Dependendo do horário do seu jantar, você poderá dividir esse lanche em dois. Exemplo: jantar às 20h. Faça um lanche perto das 15h e outro às 17h30, sendo um desses leve: um iogurte ou uma fruta ou uma barra de cereal. O ideal seria que o jantar fosse mais cedo e esse lanche leve passaria a ser a ceia (lanche às 16h, jantar às 19h, ceia às 21h). Mas, não fazendo o melhor, também não faça o pior.

Exemplo quando fizer um lanche:

a) 1 pão com manteiga
   1 copo de leite com achocolatado ou café
   1 fruta
b) ½ pão com requeijão
   1 iogurte
c) 1 misto quente

Exemplo do segundo lanche leve no caso de duas refeições pela tarde:

a) 1 barra de proteína
b) ½ pão com queijo
c) 1 iogurte com cereal integral, granola.

Jantar:

Cada vez mais, nos lares das famílias do mundo, o jantar deu lugar a um lanche. Seja pela facilidade de fazer uma refeição mais prática, ou porque comer arroz e feijão, para muitos, seria pesado e engordaria.

Na realidade, neste horário é comum acontecer diversas beliscadas. As pessoas não param para fazer uma refeição e vão até a cozinha em cada intervalo da televisão. "Eu só comi uns biscoitos, agora vou comer uma fruta e depois..." Resultado: se somarmos tudo o que comeu, o resultado será muito maior do que uma refeição completa.

Jantar no sentido da palavra seria comer como no almoço. Com a mesa posta com arroz, feijão, carne e salada. Mas, são raras as famílias que ainda conservam este costume antigo. Não há dúvidas de que o melhor para a noite seria repetir a refeição do meio dia. É mais saudável que grande parte dos lanches e, normalmente, menos calórica e gordurosa. Faça a opção por jantar ao menos 3 vezes por semana!

Os exemplos do jantar podem ser os mesmos do almoço, e ainda:

1. Arroz, feijão, quiabo, angu, frango e salada
2. Salada fria de macarrão e peito de peru
3. Sopa de legumes
4. 1 sanduíche com hambúrguer grelhado, queijo e salada
   1 copo de suco de limão
5. 1 cachorro quente
   1 copo de suco de maracujá
6. Vitamina de fruta com duas frutas e leite

Não é proibido comer carboidratos depois das 18 horas. Já falamos sobre o porquê disso em capítulos anteriores. O que não devemos fazer é comer muito uma hora antes de dormir. Menor qualidade do sono e sonhos ruins podem ocorrer!

Se você quiser emagrecer, à noite, tome uma sopa de vegetais com carne, cenoura, tomate, pimentão, cebola, pepino, repolho, rúcula, couve, brócolis, beterraba, berinjela... Evite, nesse caso, batata, mandioca, abóboras, cenoura amarela, inhame...

Ceia:

Esta refeição deve ser pequena ou não existir caso a pessoa durma até três horas após o jantar. Exemplo: jantou às 19h e vai dormir às 22h.

Para não subir a insulina à noite e diminuir a queima de gordura enquanto dormimos, essa refeição deve ser leve e conter fontes de proteínas ou carboidratos integrais ou frutas. Evite, principalmente, doces e alimentos gordurosos.

Exemplos:

a) Leite com granola

b) Vitamina de fruta com semente de linhaça

c) 1 pão integral com queijo e presunto de peru

Não se preocupe tanto com o tipo de comida que irá ingerir. Nem com as reportagens que ainda vai ler falando que um determinado alimento faz bem ou mal. Não o evite por causa de uma matéria jornalística. Analisando bem qualquer alimento, acharemos um lado positivo e um lado negativo. Ovo, por exemplo, evita câncer, mas pode aumentar o colesterol. Cerveja possui vitaminas importantes para a saúde, mas o álcool causa danos celulares. E todos os alimentos são assim. Portanto, a primeira dica é a seguinte: encontre um equilíbrio e não exagere na falta, nem no excesso. O exagero causa muito mais malefícios que o bem que um alimento pode proporcionar; a segunda dica: não mude radicalmente sua alimentação em nenhuma hipótese, seu corpo irá sentir bastante. Em viagens ou finais de semana, tente manter os horários em que costuma comer e, se puder, mantenha a ingestão de alguns alimentos que fazem parte da sua rotina. Repito que nesse caso, a maioria das pessoas preocupa-se com o cachorro pequeno e se esquece do grande. Por exemplo: come peixe para melhorar o colesterol, mas exagera bastante na fritura ou na picanha no fim de semana; seria melhor comer picanha diariamente, mas pouco. Evita o doce, porém, por outro lado, exagera no pão. Coma o que quiser, mas com controle. Um pouco de qualquer alimento não faz mal nem engorda.

A alimentação ideal deve possuir, principalmente, equilíbrio antes de tudo. Mas, faça o possível para seguir também os itens abaixo:

3 frutas diferentes por dia, no mínimo;

3 lacticínios por dia (requeijão não vale), sendo um com bactérias lácteas, lactobacilos;

1 ou 2 carnes por dia;

2 ovos por semana;

1 taça de vinho tinto por dia;

1 colher de sopa de oleaginosas por dia, castanha, nozes, pistache...;

1 colher de sopa de semente de linhaça, triturada ou não;

Cereais integrais diariamente, como pão integral, arroz integral, macarrão integral;

Salada de vegetais com, pelo menos, três tipos diferentes.

40
FELICIDADE

É importante que você esteja em um local agradável, para ler este capítulo, sem pressa alguma. Recomendações necessárias para que apreenda a leitura e reflita sobre o assunto. Mesmo que não concorde, pelo menos, critique e pense como as escolhas ocorrem na sua vida.

Se pensarmos bem e nos perguntarmos os motivos por que tomamos determinadas atitudes, chegaremos à simples resposta: buscamos a felicidade! Por exemplo: por que você trabalha? Para ganhar dinheiro. Para quê? Para poder comer, sustentar a casa, viajar e comprar algumas coisas que quero. Por quê? Porque quero ter essas coisas. Por quê? Porque, se conseguir essas coisas, faremos isto e aquilo e acredito que serei mais feliz.

Por que você se casou, ou está namorando ou se separou? Por que escolheu isso em vez daquilo?

Há perdas e ganhos em quase todas as nossas decisões. Mas, optamos por aquela que nos faça mais feliz e que tenha mais lados positivos. Mesmo que, às vezes, nossa felicidade seja a felicidade de outra pessoa. Agradar ao próximo ou fazê-lo mais feliz também nos deixa melhor.

Pode ser ruim se olharmos por um lado ou bom observando por outro ângulo, mas as decisões sempre vão em busca da felicidade. Se você trabalha em uma empresa ou em uma cidade de que não gosta, mas tiver um bom salário, será que vale a pena continuar da mesma forma ou se aventurar em mudanças? Trocar de emprego? De área de atuação? De casa? Tenho certeza que irá pesar os prós e os contras e sua decisão será em busca da felicidade próxima ou em mais alguns dias ou anos.

Acredito numa boa filosofia para nos ajudar a tomar atitudes e decisões durante a vida. Devemos agir tentando achar um equilíbrio, como se fôssemos viver eternamente e, ao mesmo tempo, soubéssemos que o mundo acabaria amanhã. Tenha, em determinadas situações, atitudes impulsivas e instintivas, mas controladas. Em outras, tenha total controle, porém, descontrole-se de vez em quando. Bote para fora tudo o que sentir e faça o que tiver vontade! Será mais feliz!

Com relação à vida profissional, pense no rendimento financeiro, mas não se esqueça do quanto lhe custa. De quanta dedicação, de quanto tempo perdido da vida somente trabalhando e deixando de lado tudo o que lhe dá prazer. Quanto estresse? Quanto sacrifício? E a pressão sanguínea? O modo como você gasta seu dinheiro lhe proporciona alegria capaz de suprir o desgaste do trabalho? Cada problema que surge é um dia a menos de vida... Vale a pena?

Muitas pessoas, atualmente, mudam-se para o interior em busca de paz e felicidade. Em grandes centros, a vida pode passar sem que você veja.

Antes de dormir, deitado na cama, pense em tudo que vivenciou durante o dia. O que foi mais importante? Aconteceu algo que vale a pena guardar na memória permanentemente? Tente viver algo diferente no seu cotidiano. As pessoas mais felizes, geralmente, são aquelas que buscam o novo e o inesperado. Cada dia, uma vida nova! Se sua rotina não permitir nada de diferente, faça acontecer você mesmo! Mesmo que seja uma atitude pequena! Diga para aquele amigo o quanto você gosta dele! Se achar que aquela pessoa está mais bonita ou usando algo diferente, fale! Verá o quanto isso faz bem! Elogios trazem bem-estar. Elogie, pelo menos, uma pessoa por dia!

Estava em um restaurante bastante movimentado em que costumava almoçar três vezes por semana. Achei um prato gostoso e ao passar pela janela da cozinha, vi as pessoas que trabalhavam. Perguntei quem havia feio a torta de frango. Uma delas respondeu e parabenizei-a falando que iria querer a receita, pois estava deliciosa. Num outro dia, ela veio até a mesa onde estava para agradecer o elogio e comentar que as companheiras estavam com inveja, pois ninguém naquele restaurante havia elogiado a comida. Creio que pelo estresse e correria da vida. Mesmo sem intenção, fiz com que fosse um momento especial para aquela pessoa e, certamente, vai guardar por um bom tempo na lembrança.

Faça alguém feliz! Vai perceber o quanto nos faz bem! Energia positiva atrai o que é bom! Quem nunca percebeu que, em determinados períodos da nossa vida, tudo dá certo? O contrário também acontece. Atraímos tanto o bem quanto o mal. Faça bem ao próximo e isso retornará! Viva a fase boa da vida! Pense positivamente!

Cante! Mesmo que seja um péssimo cantor e ninguém ouça. Há sempre uma música que mexe com você. Emocione-se! Pergunte algo que sempre quis saber. Relembre o passado com um amigo. Converse com aquela pessoa que tem menos afinidade e nem sabe por quê. Vá e faça! Pare de se lamentar do que deu errado e procurar um culpado. A vida depende das suas decisões e atitudes. Corra atrás!

Minha tia sempre fala que alguns fatos que acontecem na nossa vida podem servir de motivo ou de incentivo. Como encaramos as dificuldades? Elas nos impulsionam e fazem ir além, ou nos travam e servem de desculpa para nossos fracassos? Se alguma coisa deu errada, seu projeto não foi aprovado, perdeu o emprego ou um familiar, faça da dor, ou do fracasso, uma mola para te levar adiante e conseguir atingir suas metas. Se ficar parado, tudo se torna pior... Levante-se e dê a volta por cima!

Não fique a vida inteira se lamentando e fazendo-se de coitado... Você só é vítima do destino se quiser. A vida é única, seja feliz!

Você pode se perguntar por que esse tema foi abordado neste livro. As pessoas são mais felizes quando têm saúde, gostam do próprio corpo e da vida. Praticar esporte, superar limites e ter um condicionamento físico que não as impeça de fazer nada, não tem preço! Zele pela máquina que Deus lhe deu para estar na terra. Certamente, você vai sorrir mais e viver melhor! Cuide-se!

O que é queimado primeiro no nosso corpo? Gordura ou carboidrato?

Não devemos pensar que no nosso corpo existe alguma espécie de válvula que primeiro se abre para gastar carboidrato e depois para gastar gordura. Todo gasto ocorre paralelamente: sempre os três nutrientes (carboidrato, proteína e gordura). O que altera é a proporção de consumo entre eles dependendo do que fazemos. Por exemplo, se estivermos deitados assistindo à televisão, ou seja, em repouso, o gasto calórico é principalmente feito por gorduras. Pouco carboidrato e pouca proteína. Se começarmos a caminhar, aumentamos o gasto de carboidratos e gorduras. Correndo, queimamos ainda mais, mas o acréscimo no gasto de carboidrato é bem maior do que no de gordura, porém, ambos aumentam. Portanto, quanto mais intenso for o esforço físico, mais alta a frequência cardíaca, maior o gasto de gordura e melhor para o emagrecimento.

O que engorda mais?

O que mais engorda, como falamos, é o exagero em qualquer alimento. Em termos calóricos, comer cinco laranjas é pior que um bombom. Mas existem dois tipos de alimentos que engordam bastante: os que possuem muito açúcar: refrigerantes, sucos, doces... e os gordurosos (frituras) como: bife à milanesa, batata-frita, salgados fritos, creme de leite, maionese...

O que é mais importante para meu intestino funcionar?

Três fatores combinados são fundamentais para um intestino regulado:

1 **água:** multiplique seu peso por 30 ml que você achará o quanto deve beber. Para quem faz atividade física, a multiplicação e feita por 35 ml.

2 **atividade física:** exercícios regulares contribuem muito para o bom funcionamento intestinal.

3 fibras: alimentos de origem vegetal, verduras, frutas e integrais possuem muitas fibras. Semente de linhaça também é um bom aliado.

Observando os três itens, caso seu intestino não funcione, pelo menos, uma vez ao dia, procure um especialista.

Refrigerantes *light, diet* ou zero favorecem o aparecimento de celulite?

Nutricionalmente, não. Muitos acham que o gás contribui para o aumento de celulite, mas as bolhas de gás não chegam ao sangue, muito menos ao tecido adiposo. Mas, evite qualquer tipo de refrigerante, não fazem bem à saúde e contêm muito sódio.

Comer carboidrato à noite engorda?

Não há problema algum em comer carboidratos à noite. A questão é comermos e, logo em seguida, dormirmos. Fazendo isso, as calorias são armazenadas no tecido adiposo com maior facilidade, pois comemos e diminuimos a queima de calorias ao deitar. Se você faz atividade física no período noturno, é fundamental a ingestão de carboidratos, mesmo que à noite; a energia irá suprir o que você gastou e não será depositada.

Este mito surgiu pelo motivo de o corpo liberar insulina quando comemos carboidratos, e dormindo com o nível elevado deste hormônio queimamos menos gordura. Portanto, faça sua última refeição do dia, 2 horas antes de dormir, independentemente do horário. Se sentir fome logo antes de deitar, prefira um iogurte ou leite.

Beber líquidos durante as refeições, como no almoço, engorda?

Se o líquido não tiver calorias, como água ou refrigerantes dietéticos, não engorda nem "dá barriga". Mas, se o que você beber for calórico, como refrigerantes ou sucos de caixinha, realmente engorda bastante. O almoço, em geral, é uma refeição calórica e se, no mesmo momento, você ingerir mais energia, certamente vai acumulá-la sob a forma de gordura.

O que queima mais calorias: esteira ou bicicleta?

Depende da intensidade, mas é só você perceber em qual você se cansa mais. Para saber exatamente, use um cardiofrequencímetro para aviliar os batimentos. Em geral, quanto mais alta a frequência, maior o gasto calórico. Lendo revista na bicicleta ergométrica ou correndo na esteira, há uma grande chance de gastar mais calorias na esteira.

Aeróbico + musculação! Antes? Durante? Depois? Como fazer os dois no mesmo dia?

É uma combinação perfeita: atividades de condicionamento cardiorrespiratório associadas com exercícios de força e fortalecimento!

Para melhor responder a essa pergunta, precisamos saber o objetivo de cada um. Dependendo de qual seja, pode-se planejar o treino com mais personalização e eficiência. Assim, evita-se escutar uma resposta generalista – "faça depois para queimar mais".

Para quem tem o objetivo de emagrecer tem-se duas ótimas soluções:

1. Aeróbico antes do treinamento de força. Pois assim, os exercícios de musculação não interferem no treinamento aeróbico, já que este é mais eficiente para gastar mais calorias. Se malhássemos antes, não gastaríamos o máximo de energia possível, já que, nos aeróbicos, chegaríamos mais cansados. O desempenho fica comprometido.

2. Aeróbico durante o treinamento de musculação. Se seu objetivo é emagrecer, mas não gosta de academia ou de ficar muito tempo fazendo esteira ou bike, pois o relógio demora a andar, tente fazer um treino com algumas poucas séries de musculação, que não demorem mais do que 10 minutos. Intercale com até 10 minutos de aeróbico. Fazendo 3 sequências dessas, a atividade total não se estende por mais do que 1 hora. Você mantém seu metabolismo elevado durante todo o tempo! E, como o tempo de aeróbico é mais curto, é possível acelerar deixando a frequência cardíaca mais elevada!

Para quem quer hipertrofiar e ganhar massa muscular:

1. O ideal é que faça o aeróbico após o treino de peso, porém com um aporte calórico necessário para não sacrificar o ganho de tecido muscular. Ou seja, você deve, no mínimo, ingerir carboidratos na transição

da musculação para a atividade aeróbica. Isso garante melhor resultado para o ganho de tecido muscular.

2. Fazer o treino aeróbico antes do treino com peso para quem tem como objetivo ganhar músculos, compromete o tempo de recuperação entre séries, força e energia.

Para os que visam simplesmente ter saúde e melhorar a qualidade de vida, a ordem dos treinos não faz diferença. Nesse caso, o treino deve ser o mais motivante possível! Faça da maneira que mais gosta e varie a cada dia para que não fique enfadonho. Ter prazer na atividade física é o mais importante!

Musculação auxilia no emagrecimento?

Claro! Qualquer atividade física ajuda. A musculação realizada com o objetivo de hipertrofia, aumentar a massa muscular, não possui um grande gasto calórico, mas, quando você come até sete horas após a atividade física, a energia se dirige aos músculos e acumula menos sob a forma de gordura. Já a musculação feita em circuitos, sem intervalo, provoca maior queima de energia, auxiliando, eficientemente, no emagrecimento.

Quanto tempo antes da atividade física devo comer, e o quê? E após o término do treino, como deve ser minha alimentação?

Antes: é recomendado não fazer refeições grandes até uma hora antes da atividade física. Se fizer mais de quatro horas que você comeu, então coma uma fruta ou uma barra de cereal antes de começar o seu treino. Após uma grande refeição, como um café da manhã, almoço ou jantar, você pode iniciar sua atividade física até três horas depois sem acrescentar alimento algum.

Não se esqueça dos carboidratos, principalmente das frutas, pães, cereais. Se possível, coma também alguma fonte de proteína, como iogurte, leite, presunto de peru, etc, uma hora antes do início da ginástica.

Após: para ganhar condicionamento físico, massa muscular e repor a energia muscular, é indispensável ingerir proteínas e carboidratos o quanto antes, logo após o final do treino. Então, dependendo do horário da sua atividade física, almoçar, jantar ou fazer lanches mais completos é uma boa escolha. Se ainda estiver longe dessas refeições, coma uma fonte de proteína (leite, ovo) e uma de carboidrato (frutas, cereais) até que chegue a hora de fazê-la. Não fique muito tempo sem se alimentar depois de concluído seu treino, isso pode gerar lesões e cãibras musculares.

O que acontece quando faço atividade física sem alimentar?

Durante a atividade física você terá queda de rendimento, não gastará tantas calorias quanto possível e ainda pode ter tonteiras, mal-estar, queda da pressão arterial e desmaios. Fazer ginástica, em jejum, também sobrecarrega alguns órgãos, como o fígado, e faz com que percamos mais proteínas musculares que o normal. Então, se você quiser ficar com um corpo legal e sem flacidez, não faça isso!

Fazer abdominal elimina a barriga?

Não. Apesar de termos a sensação de que a nossa barriga está queimando, é somente a musculatura. A gordura continua lá. A energia que o músculo abdominal usa para contrair está dentro dele, e não no tecido adiposo que está sobre ele.

Suplemento faz mal à saúde?

Depende da dosagem. Grandes quantidades de proteínas, aminoácidos, carboidratos e vitaminas podem sobrecarregar o fígado, o pâncreas e os rins.

Também depende do suplemento. Hoje existem tantos que confundimos as palavras anabolizantes (mudam o perfil hormonal do usuário e podem acarretar graves efeitos colaterais) e suplementos (componentes que fazem parte da nossa alimentação natural e são oferecidos em maior quantidade com algum objetivo específico, por exemplo: gestantes tomam complemento de ácido fólico).

Choquinhos elétricos para queimar calorias e fortalecer a musculatura funcionam?

Funcionam somente com fins terapêuticos para as pessoas que perderam movimentos em algum membro. Eles não queimam calorias e muito menos a "gordurinha" localizada. Para fortalecer, não funciona. A intensidade do choque teria que ser altíssima, o que queimaria e provocaria dor.

Quanto tempo de exercícios devo fazer por dia para emagrecer e queimar gordura?

Um carro gasta combustível desde o primeiro quilômetro. Da mesma maneira é nosso corpo. Não tem como realizar trabalho muscular e cardiorrespiratório sem gastar energia. Desde o primeiro minuto queimamos calorias e gordura, e não depois de 30 minutos como muitos pensavam. Portanto, quanto mais, melhor: 45 minutos por dia são suficientes! Se você não tiver tempo, pode caminhar um pouco mais até o banco ou até o trabalho. A atividade física pode ser fracionada: 20 minutos + 20 minutos. Perde-se caloria da mesma maneira! É acumulativo. E não se esqueça, uma vez por semana é muito melhor do que nenhuma.

O que devo fazer para diminuir e evitar estrias, celulite e flacidez?

Primeiramente, a alimentação deve possuir vitaminas e minerais suficientes para nosso corpo, pois esses incômodos podem surgir devido à falta delas; vitamina C, por exemplo. Dois fatores são fundamentais para o surgimento dessa tríade:

1- Jejum; pois, perdemos mais músculos (a parte "durinha" do nosso corpo) quando ficamos bastante tempo sem comer, e aumentamos o depósito de lipídeos quando alimentamos novamente e;

2- Exagero na alimentação que causa deposição de gordura localizada. Portanto, para evitar e diminuir estrias, celulite e flacidez, pare de tentar compensar seus excessos na alimentação, como em finais de semana, com períodos em jejum ou dietas radicais. Tente criar um padrão na sua rotina alimentar evitando momentos nos quais se come muito e outros em que se come pouco. Isso é o que mais causa flacidez e celulite.

Ovo faz bem para a saúde?

A gema do ovo possui colesterol que, em excesso, sabidamente prejudica o sistema cardiovascular. Porém, contém nutrientes muito importantes. A clara é bastante nutritiva, pois possui ótima quantidade de proteína. Com relação às vitaminas e minerais, o ovo é muito saudável e deve ser consumido duas ou três vezes por semana.

Qual a melhor atividade física?

Simples e corretamente: a que você mais gosta de praticar! Dentre todos os benefícios da atividade física, o prazer é o melhor deles. Acredito que a musculação deveria ser feita por todos, pelo menos uma vez por semana, pois protege nossas articulações e facilita qualquer outro tipo de atividade. No resto da semana, programe-se e faça o que prefere!

Devemos evitar glúten?

Somente indivíduos com doença celíaca precisam evitar o glúten que, basicamente, é uma proteína presente em cereais. Para quem não tem sensibilidade ao glúten, não existem evidências que ele faça mal algum.

TABELA DE CALORIAS

	Porção	Calorias	Proteínas	Carboidratos	Gorduras	% gord.	
Abóbora moranga	50g	25	0,2	6	0	0%	
Abobrinha	50g	9	0,2	2	0	0%	
Arroz cozido	1 colher grande (colher de arroz)	57	1,5	12	0,5	8%	
Azeitona	1 unidade	9	0,2	0,2	0,8	80%	
Banana	média	44	0,5	10	0,1	2%	
Batata cozida	50g	30	0,5	7	0,1	3%	
Batata frita	colher grande (15 palitos)	140	2	18	7	45%	*
Batata palha	1/2 xícara	100	1	9	7	63%	*
Beringela	1 xícara	25	0,5	6	0	0%	
Bife à milanesa	unidade média	315	28	8	19	54%	*
Bife à parmegiana	unidade média	580	39	15	40,5	63%	*
Biscoito recheado	3 unidades	139	2	19	6,1	39%	*
Biscoito tipo água e sal	3 unidades	135	2,5	17	6	40%	
Bolinho de arroz	1 unidade média	94	3	13	3,5	34%	*
Bolo de fubá	1 fatia média 50g	198	2	30	8	36%	*
Brigadeiro	1 unidade (de festa)	60	1	9	2,5	38%	*
Brocólis	1 xícara	26	1	5,5	0	0%	
Café com açucar	1 "cafezinho" (30mL)	25	0,2	5,5	0,2	7%	
Café sem açucar	1 "cafezinho" (30mL)	4	0,2	0,5	0,2	45%	
Carne de boi assada (filet)	110g	124	23	0,2	3,5	25%	
Carne de frango assada	110g	144	26	0	4,5	28%	
Carne de peixe assada	110g	114	23	0	2,5	20%	
Carne de porco assada (lombo)	110g	180	31	0	6	30%	
Cenoura crua	50 g	40	0,2	9,5	0,1	2%	
Cerveja	1 lata	147	1	13	0	0%	*
Chocolate	barra pequena - 30g	155	2	18	8	46%	*
Couve flor	1 xícara	30	1,5	6	0	0%	

	Porção	Calorias	Proteínas	Carboidratos	Gorduras	% gord.	
Coxinha de frango	unidade pequena (de festa)	110	3,5	9	7	57%	*
Empada de frango	unidade pequena (de festa)	77	2	4,5	5,5	64%	*
Farofa	1 colher grande (colher de arroz)	164	0,5	27	6	33%	
Feijão cozido	1/2 conha média	70	4,5	12	0,5	6%	
Granola	1 colher de sopa	32	0,9	4,8	1	28%	
Hambúrguer	1 unidade	104	11	0,5	6,5	56%	
Iogurte	1 pote (185g)	149	8	11	8	48%	
Iogurte light	1 pote (185g)	79	7,5	11	0,6	7%	
Leite desnatado	1 copo 200 mL	66	6,5	10	0	0%	
Leite integral	1 copo 200 mL	118	6	9	6	46%	
Linguiça assada	1/2 unidade (50g)	143	6	1,2	13	82%	*
Linguiça frita	1/2 unidade (50g)	173	6	0,5	16,5	86%	*
Maça	1 unidade média	82	0,5	19	0,4	4%	
Macarrão ao sugo	1 pegador	112	3,5	23	0,5	4%	
Macarrão com molho branco	1 pegador	145	5	20	5	31%	*
Mamão	1 fatia média	61	0,8	14	0,1	1%	
Mandioca cozida	50g	62	0,5	14	0,5	7%	
Manteiga	média quantidade para pão francês	73	0	0	8	99%	*
Margarina	média quantidade para pão francês	73	0	0	8	99%	*
Ovo cozido	1 unidade	71	5,7	0,3	5	63%	
Ovo frito	1 unidade	105	5,5	0	9	77%	*
Pão de forma	1 unidade	65	2	14	0,2	3%	
Pão de queijo	1 unidade pequena (festa)	68	0,6	3,5	5	66%	*
Pão francês	1 unidade	121	3,5	26,5	0,1	1%	
Pastel de carne	1 unidade pequena (festa)	58	3,5	2,5	4	62%	*
Pipoca	1 saquinho pequeno	67	1,5	10	2,5	34%	
Presunto	1 fatia	41	2,5	0,2	3,5	77%	
Presunto de peru	1 fatia	18	3	0,5	0,5	25%	
Queijo cottage	1 colher de sopa (30g)	32	3	0,5	2	56%	
Queijo frescal	1 fatia média (30g)	69	4,5	0,5	5,5	72%	*
Queijo muçarela	1 fatia (30g)	93	7	0,5	7	68%	*
Queijo muçarela light	1 fatia (30g)	65	8	1	3,2	44%	
Queijo ricota	1 fatia (30g)	70	3	1	6	77%	*

	Porção	Calorias	Proteínas	Carboidratos	Gorduras	% gord.	
Refrigerante	1 lata	140	0	35	0	0%	*
Salsicha	1 unidade	146	6,5	1,5	13	80%	*
Salsicha light	1 unidade	91	6	1	7	69%	*
Sorvete de creme	1 bola (60g)	109	2	14	5	41%	*
Suco de caixinha	1 copo 220 mL	110	0,5	28	0	0%	*
Suco de caixinha light	1 copo 220 mL	24	0,5	6	0	0%	
Suflê de espinafre	1 xícara	220	11	3	18	74%	*
Tomate	4 fatias médias	15	0,5	3	0	0%	

O que é importante e deve ser levado para o dia a dia segundo a tabela:

1- Os alimentos com asterisco "*" estão marcados por possuirem muitas calorias e/ou gordura.

2- mesmo quando comemos poucas unidades, pão de queijo, coxinha e outros salgadinhos têm bastantes calorias. Imagine quando comemos 10...

3- alimentos fritos têm mais gordura do que os que são cozidos.

4- não há grandes diferenças calóricas entre as carnes. Portanto, escolha a que mais gosta e não exagere. O mais importante é não prepará-la com muita gordura e não exceder na quantidade.

5- vegetais têm pouquíssimas calorias. Você só deve se preocupar com eles se estiverem em falta na sua alimentação.

6- tome muito cuidado com os alimentos com mais de 50% de gordura ou mais de 5 gramas na sua composição. No geral, engordam muito!

7- Os "lights" que fazem diferença são: leite desnatado, iogurte light, queijo cottage, presunto light, suco de caixinha light.

Esta tabela e todas as outras informações nutricionais citadas no livro foram obtidas através da média de valores de tabelas nutricionais já publicadas em livros e softwares e, principalmente, dos valores encontrados na própria tabela nutricional da embalagem dos alimentos de diversas marcas.